KB270344

콩팥신장병 영양치료 바이블

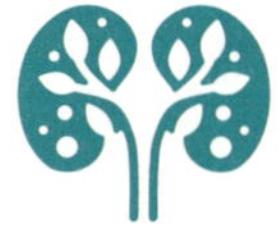

콩팥(신장)병
영양치료 바이블

지 은 이 | 김상원
펴 낸 이 | 김원중

기 획 | 이충한
편 집 | 젬마의서재 한은주
디 자 인 | 박정미
제 작 | 박준열
관 리 | 이은, 정혜진
마 케 팅 | 박혜경

초 판 인 쇄 | 2025년 12월 29일
초 판 발 행 | 2025년 12월 29일

출 판 등 록 | 제313-2007-000172(2007.08.29)

펴 낸 곳 | 도서출판 상상나무
　　　　　　상상바이오(주)
주 소 | 경기도 고양시 덕양구 고양대로 1393 상상빌딩 7층
전 화 | (031) 973-5191
팩 스 | (031) 973-5020
홈 페 이 지 | http://smbooks.com
E - m a i l | ssyc973@hanmail.net

ISBN 979-11-86172-88-9 93510
값 13,000원

상상나무

콩팥신장병 영양치료 바이블

김상원 지음

신장병의 메커니즘과 치유 이야기
현대의학을 보완하는 통합 영양치료의 바이블
영양의 힘으로 콩팥을 지키는 새로운 해법

상상나무

프롤로그

매년 만성 신장질환 환자가 늘어나고 있지만, 자신의 질환을 제대로 이해하고 있는 환자는 극히 소수에 불과합니다. 최근 발표된 통계에 따르면, 한국 성인의 약 7.9%가 만성 신장질환(CKD)을 앓고 있는 것으로 추정됩니다. 이 수치는 보건복지부, 질병관리청, 국민건강보험공단의 자료와 정기 건강검진 및 보험 청구 데이터를 종합해 산출된 것입니다. 신부전 초기 단계를 포함할 경우, 성인 약 7명 중 1명이 잠재적 위험군에 속할 수 있다는 평가도 있습니다.

대한신장학회 등록위원회에서 발표한 '말기 콩팥병 팩트시트 2024'에 따르면, 2010년부터 2022년까지 말기 신장병 환자의 발병률이 두 배로 증가한 것으로 나타났습니다. 특히, 65세 이상의 고령 환자가 전체 환자의 59%를 차지하였는데, 이는 세계에서 세 번째로 높은 수준입니다. 말기 콩팥병은 신장 기능이 거의 상실되어 투석이나 신장이식과 같은 신대체요법이 필요한 상태를 말합니다. 이처럼 말기 신장병 환자 수가 증가하는 주요 원인 중 하나는, 신장 기능이 50% 이상 손상되더라도 초기에는 증상이 뚜렷하지 않아 진단이 어려운 경우가 많기 때문입니다. 게다가 많은 환자들이 자신의 질환에 대해 충분한 정보를 갖고 있지 않으며, 한 번 발병하면 완치가 어렵다는 신장병의 특성 역시 이러한 증가 추세를 가속화하고 있습니다.

병원에서는 만성 신장병 치료를 위해 신장에 발생한 염증과 손상의 진행을 늦추는 다양한 약물을 사용합니다. 기본적으로는 혈압과 혈당을 조절해 신장을 보호하는 약물과, 신장 기능을 유지하는 데 도움이 되는 약물이 포함됩니다. 또한 사구체신염, 신증후군, IgA 신병증, 루푸스 신염 등 특정 신장 질환의 경우에는 면역 조절제나 스테로이드가 사용되기도 합니다. 의료진은 이러한 약물들을 적절히 조합해 환자의 건강 상태를 최대한 안정적으로 유지할 수 있도록 노력하고 있습니다.

하지만, 현재 전체 환자의 59%를 차지하는 65세 이상 고령층 대부분이 이미 말기 신장병 단계에 이르러 있습니다. 이 사실은 현대 의학적 치료가 신장 손상의 진행을 막는 데 분명한 한계가 있음을 보여줍니다. 나아가, 신장 손상의 진행을 늦추기 위해 사용되는 일부 약제들이 오히려 병을 악화시키는 결과를 초래한 것은 아닌지에 대한 의문도 제기되고 있습니다.

이런 한계를 극복하기 위해, 일부 의사들은 최근 자연요법을 활용한 신장병 치료를 시도하고 있습니다. 그러나 치료 효과는 확인되었지만, 비용이 높고 생활이 불편하며 접근성이 낮아 아직 대중적으로 확산되기에는 어려움이 있습니다.

이에 반해, 이 책에서 소개하는 영양치료는 일상생활을 유지하면서도 쉽게 실천할 수 있고 경제적 부담이 적어, 신장병 환자들이 장기적으로 꾸준히 관리할 수 있는 최선의 치료 대안으로 평가받고 있습니다. 최근 들어 영양치료의 중요성이 널리 인식되면서 이를 실천하는 환자들도 점차 늘고 있지만, 성인 7명 중 1명이 만성 신장병 위험군에 속한다는 점을 고려하면 아직 그 수는 매우 제한적입니다.

저는 척추 질환을 비롯한 다양한 만성질환의 치유를 위한 제품 연구와 개발에 40여 년간 힘써 왔으며, 신장병 관리를 위한 제품 개발에도 30년 넘게 매진해 왔습니다. 1999년에는 척추 질환과 각종 만성질환에 대한 첫 번째 책을 집필하였고, 신장병에 관한 첫 저서로 2001년에 출간된 『천연산물의 위력』이 있습니다. 이후 2023년에 『만성염증 잡아야 만성질환 낫는다』를 출간하기까지, 약 3년마다 두 권씩 꾸준히 저서를 발표해 왔습니다.

제 책은 다양한 주제를 다루고 있지만, 그 중심에는 하나의 중요한 메시지가 있습니다. 바로 소변에 혈액이 섞이거나 거품이 지속적으로 나타나는 증상을 결코 가볍게 여겨서는 안 된다는 점입니다. 신장 기능이 50% 이상 손상되었더라도 기본적인 혈액 검사나 소변 검사만으로는 이를 조기에 발견하기 어려운 경우가 많기 때문에, 이러한 미세한 증상이 나타났을 때 즉각적인 대응이 얼마나 중요한지를 알리는 것이 이 책의 핵심 목적 중 하나입니다. 진단이 내려진 이후에는 평생에 걸친 관리가 필요하기 때문입니다.

또한, 이 책은 신장 질환뿐 아니라 척추 질환, 뇌혈관 질환 및 심혈관 질환과의 밀접한 관련성에 대해서도 심층적으로 다루고 있습니다. 실제로 신장병 환자들 가운데 상당수는 허리 디스크나 척추관 협착증과 같은 척추 질환은 물론, 뇌혈관 및 심혈관 질환을 동시에 겪는 경우가 많습니다.

저는 이런 경험을 바탕으로, 여러 질환을 동시에 겪는 환자들을 위해 꼭 필요한 제품을 개발하는 일에 많은 시간을 쏟아왔습니다.

신장병의 영양치료는 신장의 해독과 여과 기능을 돕고, 손상된 신장 세포의 회복을 촉진하는 맞춤형 제품 처방을 중심으로 이루어집니다. 이러한 치료는 단순히 신장 기능 개선에 그치지 않으며, 임상적으로 척추·관절 질환, 당뇨병과 고혈압, 심뇌혈관 질환 관리에도 긍정적인 영향을 미치는 것으로 확인됩니다. 책에 수록된 다양한 사례들은 이러한 효과를 실질적으로 뒷받침합니다.

특히 뇌혈관이나 심장 질환을 앓았거나 스텐트 시술, 관상동맥 수술을 받은 분들 중에서는, 항혈전제 복용으로 인한 출혈 문제가 회복된 뒤 감사의 마음을 전하는 경우가 많았습니다. 위기를 극복한 그분들의 진심 어린 인사는, 수많은 환자와의 소통 속에서 쌓였던 피로를 잊게 해줄 만큼 큰 보람으로 다가왔습니다.

아스피린 등 항혈전제를 복용하는 환자들은 출혈로 인해 신장, 눈, 피부, 위장 등 다양한 장기에 합병증이 발생할 수 있습니다. 영양치료를 통해 이러한 부작용이 개선되고 심각한 출혈 문제까지 해결할 수 있었던 경험은 제게 큰 성취감과 보람을 안겨주었습니다.

이 책은 오랜 세월에 걸쳐 축적된 경험과 지식을 집대성한 결과물로서, 제목 그대로 '콩팥병 영양치료 바이블'로 자리매김할 것입니다. 신장병 환자뿐만 아니라 그들의 가족, 그리고 의료 전문가에게도 독보적인 자료로서 유용한 참고서가 되리라 확신합니다.

2025년 12월
부산 오륙도에서, 김상원

목 차

1부

신장병, **사람들의 치유 이야기**로 배우다

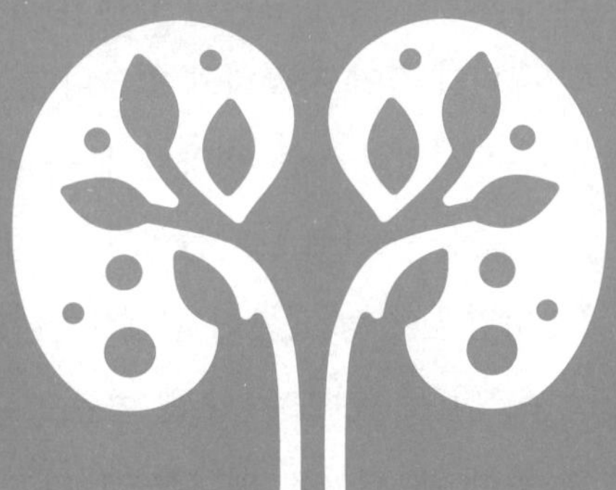

만성 콩팥(신장)병
영양치료 가이드

신장병의 영양치료는 신장의 해독 및 여과 기능을 돕고, 손상된 신장 세포의 재생을 촉진하는 제품을 처방하는 방식으로 이루어집니다. 이 과정에서 활용되는 제품은 의약품과 식품의 경계에 위치한 특정 기능을 가진 기능성 식품입니다.

제가 만성질환에 특화된 기능성 식품을 연구하고, 영양치료의 개념 및 그 중요성을 널리 알리기 위해 집필 활동을 병행하게 된 배경에는 개인적인 경험이 깊이 자리하고 있습니다.

어린 시절의 저는 병약한 몸을 지닌 채 살아야 했습니다. 잦은 병치레로 병원을 수시로 드나들었고, 마치 제 몸 안에 작은 종합병원이 자리한 듯, 다양한 만성 질환이 함께했습니다.

부모님 두 분 모두 오랜 병환으로 고통을 겪으시다 결국 50세를 넘기지 못한 채 세상을 떠나셨습니다. 그날 이후, 중학교 2학년이던 저는 삶의 무게를 홀로 감당해야 했습니다. 물려받은 재산은 없었고, 남은 것은 유전적 요인으로 인한 병약한 몸과 심장 질환뿐이었습니다.

세상은 너무 이른 나이에 제게 고통과 결핍을 가르쳤습니다. 하지만 그 속에서도 저는 살아남아야 했습니다. 아니, 살아내야만 했습니다.

그러던 스물다섯, 갑작스러운 등뼈(흉추) 부상이 제 삶을 또다시 송두리째 흔들어 놓았습니다.

심장이 불규칙하게 뛰고 가슴이 조여 오는 것만으로도 버거웠는데, 끝없이 이어지는 두통은 제 일상을 잠식해 갔습니다. 무거운 머리를 버티기 위해 어떤 방법을 찾아야 할지 밤낮없이 고민해야 했으며, 소화와 배설 기능마저 무너져 하루하루가 고통과 절망의 연속이 되었습니다.

그렇게 사면초가에 놓여 있던 시절, 저는 1980년 한국자연건강회(현재는 이사로 활동 중)에서 일본에서 도입한 '니시 의학' 과정을 이수하며 삶의 새로운 전환점을 맞게 되었습니다.

니시 의학은 약물을 전혀 사용하지 않고, 철저한 식이요법과 꾸준한 운동, 그리고 자연과의 조화를 이루는 생활습관을 통해 몸의 회복을 돕는 일본의 대표적인 대체의학입니다.

저는 니시 의학 덕분에 당시의 위기를 극복할 수 있었습니다. 니시 의학은 일본 현지에서 직접 수료한 한국 의사들도 있을 만큼 체계적으로 잘 정립된 분야입니다. 그러나 일상생활을 뒤로한 채 전적으로 몰입해야 한다는 부담이 있어, 꾸준히 실천하지 않으면 효과를 기대하기 어렵다는 한계도 존재합니다.

이러한 점을 보완하고자 저는 대체의약품을 활용한 '영양치료'를 직접 개발하고 실천해 왔습니다. 지난 40여 년간의 연구와 임상 경험을 바탕으로 탄생한 영양치료 제품들은 저뿐만 아니라 수많은 환자들에게 도움을 주었으며, 72세가 된 지금까지도 환자 상담과 집필 활동을 이어갈 수 있는 원동력이 되고 있습니다.

영양치료는 제 생존을 위한 치열한 노력의 결실이자, 오랜 투병의 시간을 통해 만성질환으로 고통받는 분들의 마음을 깊이 이해하게 된 소중한 자산입니다.

영양치료에 사용되는 제품은 기능성 식품의 범주에 속합니다. 지금은 기능성 식품이 널리 알려져 있지만, 당시만 해도 사람들에게는 생소하고 낯설게만 여겨지던 분야였습니다. 저는 그때부터 만성질환으로 힘들어하는 환자분들, 그리고 수술이나 시술 후 부작용으로 고통받는 분들에게 필요한 제품의 연구와 개발에 온 힘을 기울여 왔습니다.

이 책에서는 신장의 해독과 여과 기능을 보완하고, 손상된 신장 세포의 재생을 돕는 제품들을 다룹니다. 이들 제품은 의약품과 달리 부작용이 없으며, 약과 식품의 중간 형태로 특정 약리 작용을 통해 회복이 어려운 신장 조직의 섬유화 진행을 조기에 막는 것입니다.

유사한 제품들이 시중에도 나와 있지만, 성분 구성뿐 아니라 권장 복용량에서도 큰 차이가 있습니다. 천연 유래 성분은 약리 효과가 상대적으로 낮아 섭취량이 많기 때문에, 식사와 함께 복용하는 것이 좋습니다.

섭취량 원칙을 잘 지킨 신장병 환자들은 처음 한두 달 동안은 크레아티닌과 사구체여과율 등 주요 지표에서 뚜렷한 개선을 보입니다. 그러나 이후에는 호전 속도가 점차 완만해지므로, 수치가 개선될 수 있는 초기 시기를 놓치지 않는 것이 무엇보다 중요합니다.

예를 들어, 50대 남성의 혈액검사에서 크레아티닌 수치가 1.8mg/dL로 측정된 경우, 이 시점에 영양치료를 시작한 환자들은 대부분 수치를 1.4mg/dL 이하로 낮출 수 있었습니다. 반면, 크레아티닌 수치가 2.0mg/

dL를 넘은 이후에는 식이요법 등 가능한 모든 방법을 동원해도 정상 범위로 회복된 사례는 매우 드물었습니다.

크레아티닌 수치가 1.8mg/dL이면 사구체여과율은 약 40~50mL/min/1.73m^2 정도로 나옵니다. 정상 범위라면 크레아티닌은 1.3mg/dL 이하, 사구체여과율은 90mL/min/1.73m^2 이상입니다.

혈액검사만으로는 드러나지 않는
신장의 진짜 모습

　　만성 신장병의 심각성은, 혈액검사 수치가 정상 범위로 회복되었다고 해서 이미 손상된 신장 조직이 회복된 것은 아니라는 점에 있습니다.

　　신장의 사구체는 모세혈관으로 구성되어 있지만, 일반적인 모세혈관과는 구조와 기능 면에서 크게 다릅니다. 일반 모세혈관은 손상되더라도 비교적 빠르게 재생되는 반면, 사구체의 모세혈관은 세포 분열 속도가 매우 느려 한 번 손상되면 회복이 거의 이루어지지 않습니다. 이는 손상 부위가 '섬유화' 과정을 거쳐 흉터 조직으로 대체되기 때문입니다.

　　또 하나 주목할 점은, 신장 조직의 일부가 손상되었더라도 혈청 크레아티닌이나 사구체여과율(GFR) 같은 혈액 검사 수치가 여전히 정상 범위로 나타날 수 있다는 사실입니다. 이는 남아 있는 네프론들이 과도하게 기능을 수행하면서 전체적인 신장 기능 수치를 정상처럼 보이게 할 수 있기 때문입니다.

> 네프론은 신장 내에서 사구체라는 미세한 모세혈관 덩어리와 세뇨관으로 이루어져 있으며, 혈액 속 노폐물을 걸러내고 소변을 생성하는 역할을 합니다.

영양치료를 통해 검사 수치가 정상 범위로 돌아왔다고 해서 이미 손상된 신장 조직이 회복된 것은 아니지만, 정상 범위에 도달했다는 사실은 섬유화의 진행이 멈췄음을 의미하므로 결코 가볍게 볼 수 없는 중요한 변화입니다. 다만, 그동안의 경험에 비추어 보면 혈청 크레아티닌 수치가 2.0mg/dL를 초과한 경우에는 이를 다시 낮추기가 쉽지 않았습니다.

사람마다 체질이 워낙 다양하다 보니 예외적인 사례도 적지 않습니다. 실제로 심근경색이나 협심증 같은 심장 질환, 혹은 뇌출혈·뇌경색으로 인한 뇌졸중을 겪으면서 신장병이 3기까지 진행된 환자가 크레아티닌 수치를 정상 범위로 회복한 사례도 있었습니다.

크레아티닌 수치는 성별, 나이, 체중, 근육량에 따라 달라지지만, 일반적으로 신장병 3기에서는 약 1.5~2.5 mg/dL 정도이며, 사구체여과율(GFR)은 30~59 mL/min/1.73㎡ 범위일 가능성이 높습니다.

뇌혈관이나 관상동맥에 스텐트를 삽입하거나 우회로 수술을 받은 환자는 혈전 예방을 위해 항혈전제를 계속 복용해야 합니다. 하지만 이런 약물은 출혈 등 부작용 위험을 동반합니다.

그럼에도 불구하고 신장 기능 수치가 정상 범위로 회복된 사례는, 영양치료가 약물로 인한 부작용을 완화하는 동시에 장기 기능 회복을 돕는 이중적 역할을 수행했음을 보여줍니다.

항혈전제는 크게 두 가지로 나뉩니다. 하나는 혈소판의 기능을 억제하는 항혈소판제, 다른 하나는 혈액 응고를 막는 항응고제입니다. 이 약물들은 출혈 위험을 높일 수 있지만, 심장이나 뇌혈관 질환 환자에게는 반드시 복용해야 합니다. 약을 중단하면 스텐트 내부에 혈전이 생겨 혈관이 막힐 수 있으며, 이는 생명을 위협하는 상황으로 이어질 수 있기 때문입니다.

하지만 항혈전제를 복용하는 동안 피부 멍, 코피, 눈 출혈, 잇몸 출혈 등 작은 출혈이 나타난다면 결코 가볍게 넘겨서는 안 됩니다. 이러한 출혈은 단순히 외부 증상에 그치지 않고, 인체의 여러 장기에 심각한 영향을 줄 수 있기 때문입니다. 때문에, 항혈전제를 복용하는 환자는 출혈 예방과 장기 손상 방지를 위해 영양치료를 반드시 병행해야 합니다.

신장병과 다른 질환의 연관성

신장병 환자는 신장 질환이 심혈관·뇌혈관 질환뿐만 아니라 척추 질환과도 밀접하게 연관되어 있다는 점을 반드시 인지해야 합니다. 이미 척추 질환이나 심·뇌혈관 질환을 앓고 있는 경우에는 신장 관리에도 각별한 주의가 필요합니다.

특히 추간판 탈출증(디스크), 척추관 협착증, 또는 심·뇌혈관 질환으로 인해 시술이나 수술을 받은 환자라면, 신장 질환 예방에 더욱 신경 써야 합니다. 이러한 연관성은 오랜 임상 경험을 통해 꾸준히 확인되어 온 사실입니다.

저는 1989년부터 디스크와 척추관 협착증 환자를 대상으로 영양치료를 시행하며, 신장 기능 지표의 변화를 면밀히 관찰해 왔습니다. 그 과정에서 상당수 환자가 신장 질환을 함께 앓고 있다는 사실을 확인하게 되었고, 이를 계기로 신장병 환자를 위한 전문 제품 개발에 착수했습니다. 이후 2001년부터는 이러한 경험과 연구를 바탕으로 신장병 관련 저술 활동을 꾸준히 이어오고 있습니다.

다음 페이지에 소개된 임상 사례들을 통해 척추 질환을 포함한 다양한 만성 질환과 신장 질환 간의 상관관계를 이해하시고, 이를 바탕으로 영양치료의 중요성을 깊이 인식하시길 바랍니다.

영양치료 사례 분석 I

사례 1

윤대현 씨(남 64세, 신장 168cm, 체중 65kg)는 27세에 투석 치료를 시작해 30년 동안 혈액투석을 받아왔습니다. 마산에서 중소기업을 운영하던 그는 치료를 위해 매주 세 차례 서울을 오가야 했습니다. 1980년 당시에는 서울에 위치한 세브란스병원, 가톨릭대학교 성모병원, 서울대학교병원 등 일부 병원에서만 혈액투석실을 운영하고 있었고, 지방에는 혈액투석 시설을 갖춘 병원이 전혀 없었습니다.

윤 씨는 어머니로부터 신장을 이식받아 한동안 회사 운영에 전념할 수 있었습니다. 그러나 2년 만에 다시 투석을 받게 되어 매주 세 차례 서울로 오가야 했습니다. 이후 동생으로부터 또 한 번 신장을 이식받았지만, 이번에도 5년을 넘기지 못했습니다.

게다가 윤 씨는 최근 골다공증으로 인해 척추 압박 골절과 고관절 괴사로 수술을 받았습니다. 이로 인해 허리와 다리에 힘이 약해져 앉았다 일어나는 동작이 어려워졌고, 걷다가 주저앉는 경우도 많아 큰 절망에 빠져 있었습니다.

투석 치료 중에는 뼈의 주요 성분인 칼슘이 지속적으로 빠져나가기 때문에, 장기간 투석을 받은 환자들은 척추나 고관절 골절이 자주 발생합니다. 특히 고관절 골절은 다양한 합병증과 높은 사망률로 이어질 수 있으며, 생존하더라도 정상적인 보행을 회복하지 못하는 경우가 많습니다.

윤 씨는 영양치료를 시작한 지 4개월이 지나면서 안색이 한결 밝아지고, 투석 후 심하게 느껴지던 피로감도 사라졌습니다. 허리와 다리에 힘이 붙으면서 이제는 40분 이상 걷기 운동도 무리 없이 할 수 있을 정도로 상태가 호전되었습니다.

그는 과거 자신의 병을 제대로 알지 못했던 시절을 되돌아보며, 늦게나마 신장을 내어 준 가족에게 깊은 미안함과 감사의 마음을 전했다고 합니다. 영양치료를 알게 된 것에도 여러 차례 감사의 마음을 표현했습니다.

사례 2

윤중근 씨(남 68세, 신장 170cm, 체중 74kg)는 혈압약을 32년, 당뇨약을 30년 동안 복용해왔으며 신장병과 역류성 식도염, 그리고 목디스크와 허리디스크 판정을 받은 후 영양치료를 시작했습니다. MRI상에 나타난 목디스크와 허리디스크는 수술할 정도는 아니고 경미하게 돌출되었다고 했지만, 통증이 심해 소염진통제와 스테로이드제를 자주 복용했고, 통증 클리닉에서 주사를 맞을 때도 있었다고 합니다.

여러 합병증이 겹쳐 있고 다양한 약물을 장기간 사용해 왔지만, 원래 몸이 따뜻했고 여전히 정상체온을 유지하는 상태여서 효과를 많이 볼 수 있었습니다. 윤 씨가 영양치료를 시작할 당시 크레아티닌 수치는 3.5mg/dL로, 상태가 빠르게 악화되고 있었습니다. 의사는 2년 내에 투석 치료가 필요할 것이라고 진단했습니다.

일반적으로 당뇨병 환자의 경우, 크레아티닌 수치가 6.0mg/dL에 이르면 병원에서는 투석 치료를 권장합니다.

낙심에 빠져 있던 윤 씨는 영양치료를 시작한 지 두 달 만에 목과 허리 통증이 크게 완화되었으며, 크레아티닌 수치가 2.9mg/dL로 감소하고 체중도 4kg 줄었습니다. 영양치료를 시작했을 당시, 윤 씨는 허리와 다리에 힘이 없었고, 엉치 부위의 심한 통증으로 인해 허리 보호대를 착용해야 겨우 걸을 수 있는 상태였습니다.

그래서 큰 기대는 하지 않았지만, 식사량을 줄이고 운동을 병행하는 등 각고의 노력 끝에 이처럼 놀라운 결과를 얻게 되었습니다.

의사로부터 늦어도 2년 안에 투석을 시작해야 한다는 진단을 받았지만, 3년이 지난 지금까지도 별다른 합병증 없이 크레아티닌 수치가 4.2mg/dL을 넘은 적이 없었습니다. 당뇨병이 지속적으로 혈관 손상을 유발하는 질병임을 감안하면, 3년 동안 크레아티닌 수치가 단 0.7mg/dL 정도 증가한 데에 그친 것은 매우 놀라운 성과라 할 수 있습니다. 실제로, 합병증이 오지 않았다는 사실만으로도 대단한 결과입니다.

윤 씨는 가끔 목과 허리 통증을 겪기도 하지만, 운동을 하면 곧바로 통증이 완화된다고 합니다. 그는 술과 담배를 완전히 끊고, 일주일에 5일 하루 1시간씩 꾸준히 운동을 이어가고 있습니다.

사례 3

오수근 씨(남 65세, 신장 173cm, 체중 88kg)는 20년째 당뇨병을 앓고 있었으며, 크레아티닌 수치가 3.8mg/dL로 매우 높은 상태였습니다. 그는 인슐린 주사와 통풍 치료제, 그리고 이뇨제를 복용하고 있었습니다. 담당 의사는 1년 후 혈액투석을 시작할 수도 있으니 미리 준비하는 것이 좋겠다는 조언을 했다고 합니다.

그는 허리디스크(요추 4/5번) 수술 후 후유증으로 인해 보행에 어려움을 겪고 있었고, 이뇨제를 복용했지만 다리 부종이 지속되어 하루 20분 정도 걷는 것이 유일한 운동이었습니다. 또한, 저체온증이 심각하여 병의 진행 속도가 빠를 것으로 판단되었습니다. 이에 저는 철저한 식이요법을 당부하는 동시에, 복부 온열 찜질을 매일 꾸준히 하도록 지도했습니다.

상황은 매우 심각했지만, 지난 3년 동안 크레아티닌 수치는 4.2~4.5mg/dL 범위를 안정적으로 유지했습니다. 또한, 매일 1시간 이상 빠르게 걷는 운동이 가능해져 근력도 좋아졌으며, 합병증이 발생하지 않아 혈액투석 시기를 상당히 늦출 수 있을 것으로 보였습니다.

사례 4

유국진 씨(남 56세, 신장 173cm, 체중 63kg)는 4년 전 만성 신장병 진단을 받았습니다. 진단 이후, 15년간 복용해 오던 혈압약을 중단했다고 합니다. 필자의 사무실을 방문했을 당시 병원 검진 기록에 따르면, 혈압은 110/60으로 다소 낮은 편이었으며, 사구체 여과율(GFR)은 49.9%, 크레아티닌 수치는 1.47mg/dL로 나타났습니다.

유 씨는 4년 전 체중이 88kg이었으나, 동물성 단백질을 전혀 섭취하지 않는 식단을 유지하며 25kg을 감량했습니다. 그 결과 혈압약을 끊을 수 있었고, 신장 기능 수치도 호전되었습니다.

그러나 급격한 근육 감소로 인해 등이 굽고, 허리와 등에 심한 통증이 생겨 치료를 받아야 했습니다.

저는 유 씨에게 영양치료와 함께 매일 또는 격일로 소량의 동물성 단백질을 섭취하고, 체중을 약 70kg 정도로 유지하도록 권고했습니다. 또한 크레아티닌 수치가 다소 증가하더라도, 현재 체중으로는 척추 질환 회복이 어렵고 추가적인 합병증 발생 가능성이 있다는 점을 상세히 설명했습니다.

현재 유 씨는 동물성 단백질 섭취와 체중 관리 지침을 충실히 이행하고 있으며, 신장 기능 수치는 소폭의 등락을 반복하면서 안정적으로 유지되고 있습니다.

그동안 신장병 환자를 관찰하면서, 신장 기능이 저하될수록 단백질 보충의 중요성을 절실히 느끼게 되었습니다. 물론 동물성 단백질을 과도하게 섭취하면 신장병이 급격히 악화될 수 있습니다. 그러나 신장 수치 관리에만 지나치게 집중하여 동물성 단백질을 완전히 제한하면, 근육량 감소와 척추 기립근 약화, 지지 근력 저하, 면역력 약화 등이 나타날 수 있습니다. 이러한 변화는 심각한 질환을 유발하거나 혈액투석 시점을 앞당길 위험을 높입니다.

사례 5

서인배 씨(남성, 67세, 키 169cm, 체중 60kg)는 3년 전 심혈관 하나가 막혀 스텐트 시술을 받았고, 그 이후로 항혈전제를 복용해 왔습니다. 그러나 눈에 출혈이 너무 심해 약을 중단했습니다. 약을 끊자 눈 출혈은 멈추었으나

약 3개월이 지났을 무렵, 그는 갑자기 심한 흉통을 느끼며 쓰러졌습니다. 다행히 가족들이 집에 있어 신속히 병원으로 이송할 수 있었습니다.

심장은 추가적인 스텐트 삽입 없이 약물치료만으로 회복되었지만, 이전과 같이 항혈전제를 복용하자 눈 출혈이 다시 시작되어 이후로는 항상 충혈된 상태로 지내야 했습니다. 체중도 10kg이나 줄어 기력과 면역력이 많이 약해졌으나, 크레아티닌 수치는 다행히도 신장병 1기 수준인 1.5mg/dL로 유지되고 있었습니다.

서 씨는 영양치료를 시작한 지 1년 만에 크레아티닌 수치가 1.2mg/dL로 정상 범위에 들어왔으며, 눈의 충혈이 완전히 사라지고 체중이 3kg 증가하는 등 건강이 전반적으로 크게 개선되었습니다.

지속적인 출혈 상태에서도 눈의 출혈이 멈추고 크레아티닌 수치가 정

상 범위로 회복된 것은 영양치료를 통해 얻은 놀라운 변화입니다. 만약 서 씨가 제 책을 읽지 않았다면, 1년이 지난 지금 그의 눈과 신장은 이미 회복이 어려운 상태에 이르렀을 것입니다.

항혈전제는 혈액 응고를 억제해 작은 출혈조차 쉽게 멈추지 않게 만들지만, 영양치료는 항혈전제를 복용하는 중에도 눈 출혈을 멈추게 하고 크레아티닌 수치를 정상으로 되돌리는 효과를 보였습니다.

항혈전제의 효과와 부작용

항혈전제는 크게 항혈소판제와 항응고제로 구분되며, 대표적으로 아스피린, 클로피도그렐, 와파린, 헤파린, 리바록사반, 아픽사반, 다비가트란 등이 있습니다. 항혈전제는 혈액을 묽게 만들어 응고를 방지하는데, 이를 물과 꿀에 비유하면 이해하기 쉽습니다. 꿀은 점성이 강해 흐름이 느리지만, 물은 상대적으로 가볍고 빠르게 흐릅니다. 항혈전제는 혈액을 물처럼 만들어 원활한 흐름을 돕지만, 동시에 상처가 생겼을 때 출혈이 쉽게 멈추지 않게 됩니다.

출혈은 위장관(흑색변, 혈변), 눈(망막 출혈), 코(코피), 잇몸, 피부, 소변(혈뇨) 등 다양한 부위에서 나타날 수 있으며, 이외에도 소화불량, 오심, 구토, 두통, 어지러움, 피로감, 피부 멍, 간 기능 이상 등의 부작용이 보고되고 있습니다. 그럼에도 불구하고, 심뇌혈관 질환을 가진 환자들은 항혈전제를 중단할 수 없습니다. 항혈전제를 복용하지 않을 경우 더욱 심각한 위험이 초래될 수 있기 때문입니다. 따라서 협심증, 심근경색, 뇌경색 등의 질환을 앓고 있는 환자, 특히 스텐트 시술 또는 관상동맥 우회술을 받은 환자의 경우, 영양치료를 통해 항혈전제로 인한 부작용을 줄이는 것이 매우 중요합니다. 영양치료에 사용되는 천연 항혈전제는 혈전 형성을 억제하면서도, 혈소판의 기능을 강화하여 출혈을 효과적으로 멈추게 합니다.

사례 5의 서 씨는 항혈전제를 복용하는 동안 부작용이 비교적 일찍 나타나, 시력과 신장이 손상되는 것을 예방할 수 있었습니다. 반면, 부작용이 뒤늦게 나타난 다른 환자들은 신장 기능이 상당히 손상된 후에야 문제를 인식할 수 있었습니다. 이들은 대부분 피부가 두껍고 지방과 근육량이 많은 건강한 체질을 지닌 사람들입니다.

출혈 부작용이 초기에 발생한 환자는 심뇌혈관 질환의 재발을 예방하고, 추가적인 수술이나 시술을 피할 수 있으며, 인지장애 같은 합병증의 발생도 막을 수 있으므로 이에 주목할 필요가 있습니다. 인지장애란 기억력, 주의력, 언어 능력, 시공간 능력, 판단력 등이 저하되는 상태를 의미합니다.

항혈전제를 장기간 복용하는 환자 중에는 말이 어눌해지고, 몸의 움직임이 현저히 느려지는 경우가 있습니다. 이는 항혈전제 부작용으로 인한 출혈이 신경계에 영향을 미치면서 전반적인 신체 기능 변화로 이어지기 때문입니다. 특히 심각한 문제는 언어 이해와 표현 능력의 저하입니다. 따라서 눈에 띄는 부작용이 나타나지 않더라도 조기에 관리하는 것이 중요합니다.

사례 6

이수현 씨(여, 67세, 신장 154cm, 체중 68kg)는 손발 저림과 심한 다리 부종을 호소하며 필자를 찾았습니다. 병원 검사 결과, 신장 기능이 약 25%만 남아 있는 상태라는 진단을 받았습니다.

이 씨는 30년 넘게 고혈압과 당뇨병을 앓아왔으며, 20년 전에는 관상동맥 우회술을 받은 바 있습니다. 현재는 만성 신장병으로 진단받았고, 당뇨망막병증이 진행되어 왼쪽 눈은 실명했으며 오른쪽 눈의 시력도 크게 저하된 상태입니다. 8년 전부터는 감기를 달고 살았지만, 영양치료를 시작한 지 3개월이 지난 현재, 사구체여과율 수치에는 큰 변화가 없었지만, 몸이 따뜻해지면서 손발 저림과 부종, 감기 증상이 크게 줄었습니다. 또한 오른쪽 눈의 시야가 조금씩 선명해지고, 오랫동안 느껴왔던 등골 시림까지 개선되는 등 여러 가지 작은 변화들이 나타나기 시작했습니다.

이 씨는 몸의 변화를 경험하며, 운동 부족과 불규칙한 식습관만 바로잡아도 혈액투석 없이 지낼 수 있다는 확신을 갖게 되었습니다. 그러나 30년 넘게 혈압약과 당뇨약을, 또 20년간 항혈전제를 복용하며 누적된 부작용으로 지금의 상태에 이르렀음에도 불구하고, 여전히 운동을 피하고 폭식 습관을 고치지 못하는 자신을 자책하며 괴로워했습니다.

이 씨는 **[사례 5. 서인배 씨(키 169cm, 체중 60kg)]**와 비교했을 때 키는 더 작지만, 체중은 더 나갑니다. **키 154cm에 체중 68kg**으로, 튼튼한 골격과 어떤 음식이든 잘 소화하는 건강한 체질이었습니다.

장기간 약물을 복용하면서도 부작용을 자각하지 못하는 건강한 사람일수록 더 큰 위험에 노출될 수 있습니다. 이는 질환이 상당히 진행될 때까지 뚜렷한 증상이 나타나지 않아, 생활습관 개선의 필요성을 인식하지 못하는 경우가 많기 때문입니다.

더욱이 병이 나타난 뒤에도 '약이 해결해 주겠지'라는 안일한 생각에 머무르거나, 약을 복용하더라도 부작용이 즉각적으로 드러나지 않아 결국 병을 키우게 되는 것입니다.

사례 7

문익수 씨(남 67세, 신장 173cm, 체중 78kg)는 12년 동안 당뇨병, 고혈압, 부정맥을 앓아 왔으며, 과거 두 차례 뇌졸중을 겪은 이력이 있습니다. 8

년 전에는 허리 디스크(요추 4/5) 수술을 받았고, 5년 전에는 심근경색으로 쓰러져 관상동맥에 스텐트 3개를 시술받았는데, 그 후 2년이 지나 만성 신부전 진단을 받았습니다.

문 씨는 항혈전제를 복용하고 있었으며, 크레아티닌 수치가 2.8mg/dL로 신장병 4기 정도로 진행된 상태였습니다. 또한 동맥경화도 일정 정도 진행되어 있었고, 인슐린을 하루 32단위씩 맞아도 혈당 조절이 어려워, 가까운 시일 내 투석을 고려해야 하는 상황이었습니다.

복용하는 약의 종류가 많아서 문 씨와의 상담은 한 시간을 넘겼습니다. 상담을 통해 자신의 건강 상태를 충분히 이해했고, 영양치료와 식이요법을 병행하며 매일 한 시간 이상 걷기 운동을 실천하겠다고 약속했습니다. 영양치료를 시작한 지 6개월 만에 크레아티닌 수치가 2.2mg/dL로 감소했습니다. 또한, 식이조절과 운동의 효과로 혈당이 안정적으로 관리되면서, 인슐린 주사 용량을 32단위에서 10단위로 크게 줄일 수 있었습니다. 또한, 부정맥 증상도 사라져 더 이상 약물을 복용할 필요가 없어졌습니다.

출혈 부작용을 피할 수 없는 항혈전제, 당뇨약, 부정맥약 등을 복용하고 있음에도 불구하고 신장의 남은 기능을 나타내는 크레아티닌 수치가 개선된 것은, 영양치료의 힘을 입증하는 사례입니다.

현대 의학에서는 질환의 종류에 따라 다양한 약물이 처방됩니다. 문 씨는 당뇨, 고혈압, 부정맥, 뇌졸중 등의 질환으로 매일 여러 종류의 약을 복용해 왔습니다. 그는 12년 동안 당뇨와 부정맥 치료를 위해 꾸준히 약물을 복용해 왔으며, 뇌졸중의 치료와 예방을 위해 항혈소판제도 병용했습니다. 그럼에도 불구하고 심근경색으로 심혈관에 3개의 스텐트를 삽입하는 시술을 받게 되었습니다. 주목할 점은, 그동안 복용해 온 약물이 혈압과 혈당을 조절하며, 부정맥 증상의 치료와 예방을 위한 것이었다는 사실입니다. 이는 특정 증상에 초점을 맞춘 현대 의학의 치료가 드러내는 한계를 분명히 보여주는 사례입니다.

문 씨는 심혈관에 세 개의 스텐트를 삽입한 상태로, 평생 항혈전제를 복용해야 하는 상황입니다. 항혈전제 사용에 따른 출혈 부작용만 예방할 수 있어도, 그것만으로도 최상의 결과라 할 수 있습니다. 그런데 실제로는 그 이상의 변화가 있었습니다. 영양치료 이후 문 씨는 신장 기능이 개선되었고, 인슐린 주사 용량이 줄었으며, 부정맥 치료제까지 중단할 수 있게 되었습니다. 이는 기존의 의학적 통념을 뛰어넘는 놀라운 성과라 할 수 있습니다.

문 씨는 두 달에 한 번씩 신장 상태를 확인하기 위해 병원을 방문하며, 그때마다 혈액투석실을 지나친다고 합니다. 그는 앞으로 10년 동안만 투석 없이 생활할 수 있다면 더 바랄 것이 없겠다고 했는데, 제 경험상 그 바람은 충분히 가능해 보였습니다.

우리나라 말기 콩팥병 환자 중 65세 이상의 고령 환자가 전체의 59%를 차지하며, 투석 또는 신장이식이 필요한 상태입니다. 현재 신장병으로 영양치료를 받고 있는 환자 중 최고령자는 99세로, 이는 신장병을 조기에 발견하고 철저히 관리한 덕분에 건강한 삶을 유지하며 장수하는 좋은 사례입니다.

조수형 씨(남 59세, 신장 178cm, 체중 70kg)는 40대 초반부터 고혈압, 당뇨, 통풍을 앓아 왔으며, 지난 14년간 약물 치료로 이를 관리해 왔습니다. 병원의 지시에 따라 혈압과 혈당을 철저히 관리했음에도 불구하고, 결국 말기 신부전 진단을 받게 되었습니다. 조 씨는 몸과 마음이 지쳐 있던 상태에서 우연히 서점에서 필자의 책을 접하고 상담을 요청했습니다.

당시 조 씨의 크레아티닌 수치는 4.5mg/dL로, 담당 의사는 1년 안에 투석 치료가 필요할 것 같다며 혈액투석을 위한 동정맥루 수술을 권유받은 상태였습니다. 동정맥루란 혈액투석을 위해 팔의 동맥과 정맥을 연결해 혈관을 확장시키는 수술을 말합니다.

그런데 상담 결과, 조 씨는 신장 기능이 투석 직전 상태임에도 불구하고, 신장을 제외한 전반적인 건강 상태는 놀라울 만큼 양호했습니다. 이에 영양치료와 식이요법을 철저히 시행한다면 투석 없이도 여생을 보낼 수 있을 것으로 보였습니다.

예상대로 영양치료를 시작한 지 4개월쯤 지난 후, 크레아티닌 수치가 4.0mg/dL로 떨어졌다는 연락을 받았습니다. 크레아티닌 수치를 3점대로 낮추기 위해 음식 관리를 더 철저히 당부했지만, 이후 크레아티닌 수치는 더 이상 낮아지지 않았고, 4년 동안 4.5~5.5mg/dL 사이를 유지했습니다. 그러나 신부전 환자들에게 흔히 나타나는 부종이나 가려움증은 없었으며, 다른 합병증도 나타나지 않았습니다.

영양치료를 시작한 지 5년째에 접어들 무렵, 조 씨에게서 필자의 사무실을 방문하겠다는 전화가 왔습니다. 몸이 붓는 증상이 심하고 호흡이 어려워 병원에 갔더니 투석을 받아야 한다는 의사의 말을 들었다며 찾아온 것입니다. 안타까웠지만, 투석을 5년 정도 늦춘 사실에 위안을 삼을 수밖에 없었습니다.

그로부터 5년쯤 지난 어느 주말, 조 씨는 갑작스러운 흉통과 호흡 곤란을 느껴 병원으로 달려갔습니다. MRI 검사 결과, 심장의 세 개 관상동맥 중 하나가 막혀 있었고, 좁아진 혈관을 넓히기 위해 스텐트 삽입이 필요하다는 설명을 들었습니다. 깊이 고민한 끝에 필자에게 전화를 했다고 합니다.

조 씨에게 가슴 통증이 어느 정도인지 물어보니, 병원에 갔던 날에는 매우 심했지만 지금은 거의 느껴지지 않는다고 했습니다. 저는 이에 혈액 순환을 돕는 제품의 섭취량을 평소보다 두 배로 늘리고, 걷기 운동을 30분 더 하도록 지도했습니다. 두 달 후, 다른 병원에서 정밀 검진을 받은 결과 혈관이 좁아져 있긴 했지만 스텐트 시술이 필요한 수준은 아니라고 판정받았습니다. 위기를 무사히 넘긴 조 씨는 앞으로 영양치료와 운동, 식이요법을 한층 더 철저히 실천하겠다고 다짐했습니다.

평소에도 자주 통화하며 상담을 나누던 조 씨는 어느 날, 투석 치료를 시작하기 전의 일을 털어놓았습니다. 그는 4년이라는 긴 시간 동안 철저하게 식단을 지켰지만, 예전처럼 거의 매일 즐겨 먹던 삼겹살에 대한 욕구를 견디지 못했다고 합니다. 결국 유혹을 이기지 못하고 아들과 함께 삼겹살 3인분을 나눠 먹었고, 이틀 연속 그렇게 먹은 결과 결국 투석 치료를 받게 되었다고 했습니다.

영양치료를 통해 투석 시작 시기를 약 5년 정도 늦출 수 있었고, 투석을 시작한 후에도 7년간 정상적으로 소변을 볼 만큼 건강한 상태를 유지할 수 있었습니다. 보통 투석을 시작한 지 2~3년이 지나면 소변이 거의 나오지 않는데, 조 씨는 그보다 훨씬 오랜 기간 건강한 상태를 유지했습니다.

그러나 그렇게 좋은 상태를 유지하던 조 씨가 다급하게 연락해왔습니다. 그는 오래전부터 앓아온 치질 수술 후 출혈이 멈추지 않아 병원에서 여러 방법을 시도했음에도 지혈되지 않았고, 결국 수혈을 받으며 버티는 상황이었습니다.

조 씨와 다급한 통화를 마치자마자 필자는 천연 항혈전제를 보내주었고, 1주일 후 출혈이 멈췄다는 소식을 들었습니다. 조 씨는 저와의 만남이 보통 인연이 아니라며 안도했습니다. 제가 개발한 '천연 항혈전제'는 혈전 형성을 막아주면서도, 출혈이 있을 때는 이를 효과적으로 멈추게 합니다.

병원에서 처방되는 아스피린 등 항혈전제는 혈전 예방과 동시에 혈소판의 기능을 제한합니다. 이로 인해 혈소판 기능이 저하되면 출혈이 쉽게 발생하고 지혈이 어려워지며, 약한 충격에도 멍이 쉽게 들고 코피나 잇몸 출혈이 빈번해집니다. 심한 경우, 작은 상처에서도 출혈이 멈추지 않아 내부 출혈로 이어질 위험한 합병증이 발생할 수 있습니다.

조 씨가 투석을 시작한 지 5년쯤 되었을 때 심장에 스텐트를 삽입했다면 항혈전제를 복용해야 했을 것이고, 그랬다면 이번 치질 수술 후 출혈 위기를 피하기 어려웠을 것입니다.

사례 9

신정우 씨(남 65세, 신장 178cm, 체중 84kg)는 10년간 당뇨와 고혈압을 앓은 후 만성 신부전증 진단을 받았습니다. 상담 당시 크레아티닌 수치는 2.5mg/dL였으며, 왼쪽 눈은 이미 백내장 수술을 마친 상태였습니다. 영양치료를 시작할 무렵에는 오른발에 심한 시림과 저림 증상(말초신경병증)이 나타나 크게 낙심해 있었습니다.

신 씨는 당뇨 진단 이후 꾸준히 현미밥을 섭취해 왔습니다. 병원에서는 콩팥병으로 인해 칼륨 함량이 높은 현미를 피할 것을 권했지만, 신 씨는 현미 섭취량을 약간 줄이는 정도로 조절하면서 계속 섭취했습니다.

또한, 칼륨이 풍부한 생채소도 골고루 소량씩 섭취했습니다. 영양치료를 시작한 지 2개월 만에 크레아티닌 수치는 2.5mg/dL에서 2.2mg/dL로 낮아졌고, 3개월이 되자 발의 냉증과 저린 증상이 개선되기 시작했으며, 현미밥과 생채소를 충분히 섭취해도 칼륨 수치가 오르지 않았습니다.

병원에서는 주로 칼륨 수치가 높은 경우의 위험성을 강조하지만, 낮은 경우의 문제에 대해서는 거의 언급하지 않습니다. 하지만 신 씨는 칼륨 부족이 건강에 미치는 영향을 잘 이해하고 있었기 때문에, 의료진의 조언을 참고하면서 식단을 꼼꼼히 조절했습니다.

영양치료에 사용되는 제품 중에는 채소와 해조류에 풍부한 비타민과 미네랄을 함유한 제품이 있습니다. 이 제품은 권장 섭취량의 두 배를 복용하더라도 칼륨 수치에 영향을 주지 않아, 미량영양소 결핍 위험이 큰 신장병 환자에게 특히 유용합니다.

신 씨는 영양치료를 시작한 지 약 7개월 만에 받은 병원 검진에서, 혈압약과 당뇨약을 중단해도 된다는 의사의 소견을 받았습니다. 또한, 오른쪽 발의 시림과 저림을 동반했던 말초신경병증이 회복되었고, 체중은 약 5kg 감소했습니다. 크레아티닌 수치도 2.2~2.8mg/dL 범위에서 등락을 보였으나, 그 이상으로는 상승하지 않았습니다.

신장병은 철저한 식이요법이 필요한 질환입니다. 신장병 환자들은 투석이 두려워 식단을 엄격히 지키는 반면, 당뇨병이나 고혈압 환자는 상대적으로 절박함이 덜해 식단 관리를 소홀히 하는 경우가 많습니다.

신 씨는 투석에 대한 부담이 워낙 컸기 때문에 식단을 철저히 관리했고, 그 결과 당뇨병과 고혈압을 극복하며 투석에 대한 걱정도 한결 덜 수 있었습니다.

사례 10

임서현 씨(남 59세, 신장 173cm, 체중 74kg)는 필자를 찾았을 당시 정신적, 육체적으로 매우 어려운 상황에 처해 있었습니다. 그는 15년 동안 당뇨와 고혈압을 앓아왔으며, 사업 실패로 막대한 빚을 진 이후 얼마 지나지 않아 만성 신부전 진단을 받았습니다. 영양치료를 시작할 당시, 그의 크레아티닌 수치는 4.3mg/dl였고, 소변은 흑갈색이며 거품뇨가 심했습니다.

임 씨는 당뇨와 고혈압으로 약을 늘렸지만, 혈압은 여전히 170/110으로 높았고 혈당도 안정되지 않았습니다. 게다가 밤마다 네다섯 번씩 소변 때문에 잠에서 깨다 보니 피로가 점점 쌓였고, 지쳐 있는 모습에서 그동안 얼마나 많은 스트레스를 겪었는지 짐작할 수 있었습니다. 그는 투석 시기를 2년만 늦출 수 있으면 바랄 것이 없다고 했습니다.

영양치료를 시작한 임 씨는 두 달 동안 단 한 번도 외식하지 않았고, 마음의 안정을 위해서도 꾸준히 노력했습니다. 그 결과 5개월 만에 체중은 약 5kg 줄고 혈압은 140/90으로 낮아졌으나, 크레아티닌 수치에는 변화가 없었습니다. 그러나 6개월이 지나자 정상적으로 소변을 볼 수 있게 되었고, 크레아티닌 수치도 3.5mg/dL로 감소했습니다.

이후 2년 6개월 동안은 크레아티닌 수치가 3.8~4.1mg/dL 범위에서 안정적으로 유지되며 큰 희망을 주었지만, 가정에 갑작스러운 문제가 생겨 약 20일간 부득이하게 외식을 이어갈 수밖에 없었습니다. 그로 인해 칼륨 수치가 크게 상승하는 문제가 발생했습니다.

임 씨는 의사로부터 병원 치료 외에는 어떤 영양제도 복용하지 말라는 지시를 받았습니다. 두 달 뒤 칼륨 수치는 정상으로 돌아왔지만, 크레아티닌 수치는 5.1mg/dL로 높아져 사무실을 방문하겠다고 연락해 왔습니다.

임 씨는 필자를 찾아와 투석에 대한 불안과 두려움으로 마음이 무겁다며 깊은 한숨을 내쉬었습니다. 그러나 약 30분간 상담을 나눈 끝에, 누구의 말을 따라야 할지 몰라 혼란스럽던 마음이 한결 가벼워졌다고 했습니다. 그는 스스로에게 다짐하듯 영양치료와 식이요법을 반드시 지켜내겠다는 굳은 결심을 드러내며 발걸음을 돌렸습니다.

임 씨는 투석을 2년만 늦출 수 있어도 더 바랄 것이 없다고 말했지만, 그는 이미 3년을 넘겼습니다. 흑갈색 소변과 거품뇨 증상도 호전되었고, 혈압과 혈당 역시 안정적으로 조절되고 있어, 투석 시기를 상당 기간 더 늦출 수 있을 것으로 보입니다.

병원에서는 칼륨 수치가 높은 환자에게 주로 '카리매트'를 처방하며, 이 약은 칼륨 수치를 낮추는 데 아주 효과적입니다. 임 씨는 약을 복용한 뒤 속이 울렁거리고 변비가 생겨 위장약과 변비약을 함께 복용 했다고 합니다.

신장병 말기 환자가 20일 동안 식당 음식을 먹었는데도 칼륨 수치가 오르지 않았다면, 오히려 그것이 더 이상한 일입니다.

혈중 칼륨의 정상 범위는 3.5~5.5mmol/L이며, 7.0mmol/L 이상일 경우 약물 치료가 필요합니다. 하지만 약물 치료를 최대한 빨리 마치려면 칼륨 함량이 낮은 채소를 물에 담가 두거나 익혀서 섭취해야 합니다.

칼륨 수치가 상승하면 근육 무력증과 부정맥이 발생할 수 있으며, 심한 경우 심정지로 이어질 수 있습니다. 따라서 칼륨 수치가 높을 경우 신속히 이를 낮추는 것이 중요합니다. 이 과정에서 약물 치료와 철저한 식이요법을 병행해야 하며, 만약 칼륨 수치가 위험 범위를 벗어났다면 즉시 약물 복용을 중단해야 합니다.

특히, 만성 신부전 환자는 혈관과 장 점막이 약해 약을 오래 복용하면 부작용이 나타날 가능성이 더 높습니다. 칼륨을 낮추는 약은 대부분 변비, 복통, 구토 같은 흔한 증상이 있을 수 있고, 드물게 위나 장에 상처가 생기거나 막히는 심각한 문제로 이어질 수 있습니다. 특히 오래된 약물에서는 이런 심각한 부작용이 보고된 바 있으며, 최근 사용되는 약은 비교적 안전하지만 변비, 붓기, 혈액 내 미네랄 변화 같은 주의할 점이 있습니다.

또한 칼륨 결핍 위험도 고려해야 합니다. 칼륨 수치가 지나치게 높아도 신장과 심장에 이상을 초래하지만, 반대로 지나치게 낮아도 근육 경련, 피로, 부정맥 등의 문제가 발생할 수 있기 때문입니다. 따라서 신장 질환 환자는 칼륨 수치를 적절한 범위로 유지하는 것이 중요하며, 단순히 낮추는 것만을 목표로 해서는 안 됩니다.

지금까지 당뇨병과 고혈압으로 인한 신장병 사례와 항혈전제 사용으로 발생한 신장병 사례를 살펴보았습니다. 이를 통해 당뇨병과 고혈압으로 인한 신장병 치료제의 부작용은 비교적 경미하며 오랜 시간이 지나서 서서히 나타나는 반면, 항혈전제가 신장에 미치는 부작용은 빠르게 나타나며 그 영향이 심각하다는 점을 확인할 수 있었습니다.

이제부터 사구체신염, 신증후군, IgA 신증, 루푸스 신염에 사용되는 치료제의 종류와 그 효과, 그리고 부작용에 대해 자세히 살펴보겠습니다. 이러한 논의를 통해 각 치료법의 특성과 주의해야 할 점도 함께 알아보도록 하겠습니다.

사구체신염, 신증후군, IgA 신증, 루푸스 신염 영양치료 가이드

사구체신염, 신증후군, IgA 신증, 루푸스 신염 등과 같은 질환의 치료에 사용되는 약물 부작용은 앞서 언급한 치료제보다 훨씬 심각한 편입니다. 해당 질환이 초기 단계를 지나 진행성 단계에 이른 경우, 현대 의학에서는 면역억제제와 스테로이드를 사용하게 됩니다. 이는 혈뇨, 단백뇨, 부종, 고혈압 등의 증상이 심화되면 신부전으로 빠르게 진행될 위험이 있기 때문입니다.

일반적으로 건강한 사람의 하루 단백질 배출량은 150mg 미만이 정상입니다. 그러나 사구체신염, IgA 신증 및 루푸스 신염 등 사구체 이상을 동반한 질환에서는 단백뇨 수치가 증가하며, 경우에 따라 1,000mg 이상까지 나타날 수 있습니다. 특히, 신증후군 환자의 경우 하루 단백뇨가 3,500mg 이상으로 배출되는 사례가 관찰됩니다.

신장 질환을 앓고 있는 환자들과 상담을 하다 보면 안타까운 마음이 들 때가 많습니다. 특히, 신증후군을 앓고 있는 여덟 살 김태완 군을 만났을 때 더욱 그랬습니다. 김 군은 신증후군 진단을 받은 후 3년 동안 스테로이드제를 통해 단백뇨 수치를 조절해 왔습니다.

그러나 3년이 지나면서 스테로이드제가 더 이상 효과를 보이지 않자,

담당 의사는 상황을 조금 더 지켜본 후에도 개선되지 않으면 '싸이톡산'이라는 항암제 치료를 시작해야 한다고 설명했습니다. 어린 아들이 항암제를 사용해야 한다는 말에 김 군의 어머니는 큰 충격과 깊은 절망에 빠졌습니다.

절박한 마음으로 도움이 될 정보를 찾던 중, 서점에서 필자의 책을 통해 영양치료에 대해 알게 되었습니다. 영양치료를 시작한 지 20일도 채 되지 않아 단백뇨 수치가 감소하는 놀라운 변화를 보였고, 결국 항암제 치료 없이도 괜찮다는 기쁜 소식을 전해왔습니다.

스테로이드는 사구체 염증 치료에 필수적인 약물로, 단기간 사용 후 중단할 수 있다면 매우 효과적인 치료제가 될 수 있습니다. 하지만 장기간 복용할 경우 상당한 부작용이 따를 수 있으며, 특히 김 군처럼 3년 이상 지속적으로 복용한 경우 그 영향은 예측하기 어렵습니다.

스테로이드제의 가장 심각한 부작용은 약물 내성과 면역력 저하입니다. 이러한 이유로, 의사들은 치료 초기에 강도가 낮은 스테로이드제를 처방하지만, 약물 내성이 생기면, 더 강한 스테로이드제를 처방할 수밖에 없습니다. 그마저도 효과가 없을 경우, 결국 항암제까지 사용하게 됩니다. 이러한 치료법이 바로 현대 의학에서 선택하는 악순환의 고리입니다.

항암제의 부작용은 세포 분열과 재생이 활발하게 이루어지는 위장관 점막, 골수, 생식세포, 모근 세포에서 가장 두드러지게 나타납니다. 특히 소장은 인체 면역세포의 70~80%가 밀집된 중요한 기관으로, 항암제는 이 기관을 심각하게 손상시켜 면역체계를 무너뜨립니다.

단백뇨 수치가 위험 수준에 도달하면, 이를 조절하지 않을 경우 약물 부작용보다 더 심각한 합병증이 발생할 수 있습니다. 따라서 수치를 안정적으로 관리하는 것이 매우 중요합니다. 그러나 치료가 장기화될 경우, 환자의 면역력이 점차 약화되어 다양한 질병에 대항할 수 없는 더 위험한 상태에 이를 수 있다는 점도 유념해야 합니다.

싸이톡산은 신증후군 치료에 사용되는 약물로, 강력한 면역억제 효과를 지녀 자가면역질환 치료에도 활용됩니다. 또한 유방암, 난소암, 백혈병, 악성 림프종 등 여러 종류의 암 치료에도 쓰입니다.

사구체신염, 신증후군, IgA신증, 루푸스 신염 등의 질환을 앓고 있다면, 다음에 소개하는 체험 사례가 투병 과정에 많은 도움이 될 것입니다. 특히, 신증후군의 체험 사례가 많은 이유는 이 질환의 증상이 제일 심각하기 때문입니다. 신증후군만큼 단백뇨 배출이 많은 질환은 드물며, 저알부민혈증, 고지질혈증, 전신부종 등의 증상이 함께 나타나기도 합니다.

영양치료 사례 분석Ⅱ

조영호 씨(남 54세, 신장 169cm, 체중 61kg)는 신증후군으로 12년 동안 면역억제제와 스테로이드제로 단백뇨 치료를 받아왔습니다. 크레아티닌 수치는 2.2mg/dL로, 발병 기간에 비해 크게 높지 않았으나, 단백뇨 수치는 1,700mg/dL에서 4,000mg/dL까지 큰 폭으로 변동했습니다. 면역억제제와 스테로이드제를 지속적으로 복용했음에도 단백뇨 수치가 1,700mg/dL 이하로 내려간 적은 없었습니다.

그러나 약물치료와 병행하여 영양치료를 시작한지 2개월 만에 단백뇨 수치가 900mg/dL로 크게 감소했습니다. 특히 갑상선 종양 문제로 스테로이드와 면역억제제의 부작용이 걱정되어 영양치료를 시작하면서 기존에 복용하던 약을 모두 중단했지만, 다행히 리바운드 현상은 거의 없이 잘 극복할 수 있었습니다. 수치가 개선되면서 컨디션도 눈에 띄게 좋아졌지만, 바쁜 업무로 인해 4개월 동안 정기 검진을 받지 못했습니다. 이후 진행한 검사에서 단백뇨 수치가 2,900mg/dL까지 상승한 것이 확인되어 급히 연락을 받았습니다.

조 씨는 휴식의 중요성을 충분히 인식하고 있었지만, 소규모 자영업을 운영하는 특성상 업무를 조절하기가 쉽지 않았습니다.

다행히 두 달 후 단백뇨 수치는 2,200mg/dL로 감소했으며, 이후 3년 동안은 면역억제제나 스테로이드제를 복용하지 않고도 1,800~2,200mg/dL 범위를 안정적으로 유지했습니다.

크레아티닌 수치는 처음 몇 년간 매년 약 0.5mg/dL씩 서서히 증가했으나, 3.0mg/dL를 초과한 이후부터는 연간 1mg/dL씩 빠르게 상승했습니다. 결국 8년이 지난 후, 투석 준비를 위해 동정맥루 수술을 받으러 간다는 연락을 받았습니다.

사례 12

차민석 씨(남 53세, 신장 165cm, 체중 65kg)는 신증후군을 비롯하여 과민성 대장염, 역류성 식도염, 그리고 위염을 앓고 있었습니다. 혈뇨와 단백뇨가 검출된 지 20년이 넘었으며, 단백뇨 수치는 1,000mg/dL로 확인되었습니다. 병원에서는 면역억제제와 스테로이드제를 처방했지만, 그는 약을 받아오지 않았습니다. 감기에 걸려도 감기약을 먹지 못할 만큼 몸이 약했기 때문입니다.

영양치료를 시작한 지 6개월 만에 받은 검사에서 혈뇨와 단백뇨 수치가 정상 범위로 돌아와 병원으로부터 완치 판정을 받았습니다. 20년 넘게 혈뇨와 단백뇨가 있었지만, 이 씨는 특히 소화기관이 약해 약물을 복용하지 못했습니다. 오히려 이런 상황이 놀라운 결과로 이어지게 되었습니다. 이후 2년 6개월이 지나 과민성 대장염과 수족 냉증으로 다시 영양치료를 시작했지만, 혈뇨와 단백뇨는 꾸준히 정상 범위 내에 머물러 있었습니다.

[사례 11] 조 씨는 면역억제제나 스테로이드제를 복용해도 [사례 12] 차 씨와 달리 부작용을 거의 느끼지 않는 건강한 체질이었다는 점에 주목할 필요가 있습니다.

사례 13

오형식 씨(남 59세, 신장 165cm, 체중 68kg)는 5년 전 신증후군 진단을 받은 후, 한동안 스테로이드제를 복용했지만 혈당이 오르고 부종이 심해지는 등 부작용으로 약을 중단했습니다. 이후 지속적으로 단백뇨가 검출되었으나, 해결책을 찾지 못해 고민하던 중, 지인의 소개로 필자의 책을 보게 되었습니다.

영양치료를 시작할 당시, 단백뇨 수치는 약 900mg/dL였고, 혈뇨는 15/HPF, 크레아티닌 수치는 2.4mg/dL로 나타났습니다. 또한 부종과 수족냉증, 손발 저림 증상도 심했으며, 특히 수면 중 다리에 자주 쥐가 나는 등 큰 불편을 겪고 있었습니다.

오 씨가 혈당 상승의 부작용 때문에 스테로이드제를 복용하지 않기로 한 결정은 매우 다행스러운 일이었습니다. 만약 혈당이 상승하지 않았다면 4년간 꾸준히 복용했을 것이고, 그로 인한 결과도 충분히 예측할 수 있습니다. 크레아티닌 수치가 1년에 약 0.5mg/dL씩 증가한다고 가정하면, 4년 후에는 약 6mg/dL까지 오르게 되어 투석 직전의 매우 높은 수치에 이르게 됩니다. 건강을 지키기 위한 작은 선택들이 장기적으로 이렇게 큰 차이를 만들어낸다는 점에서, 좋은 사례라고 생각합니다. 오 씨도 필자처럼 약뿐만 아니라 음식에도 예민해서 비리거나 기름진 음식을 먹지 못했는데, 오히려 그것이 전화위복이 되었습니다.

영양치료를 시작한 뒤 4년간 크레아티닌 수치는 평균적으로 1.9mg/dL로 유지되었습니다. 독감을 앓았을 때는 크레아티닌 수치가 최고 2.6mg/dL까지 상승하고, 단백뇨 수치는 약 400mg/dL에 이르렀습니다. 그러나 감기 증상이 회복된 후 크레아티닌 수치는 다시 1.8mg/dL로 감소했습니다.

사례 14

윤미연 씨(여 24세, 신장 165cm, 체중 68kg)는 고등학교 2학년 때 루푸스 신염 진단을 받았습니다. 이후 대학 4학년 때 제가 집필한 책을 읽고 영양치료를 시작하게 되었습니다. 치료를 시작할 당시 크레아티닌 수치는 정상 범위였으며, 단백뇨 수치는 500~800mg 수준이었습니다. 그러나 영양치료를 시작한 지 5개월 만에 단백뇨 수치가 정상으로 돌아왔고, 담당 의사의 권유로 스테로이드 복용도 중단할 수 있었습니다.

루푸스 신염은 자가면역질환이므로, 단백뇨가 현재 검출되지 않는다고 해서 완치된 것이 아니며 꾸준한 관리가 필요하다는 점을 여러 차례 설명을 했지만, 그럼에도 단백뇨 수치가 낮아지자, 영양치료를 중단했습니다.

그 후로는 증상이 나타날 때마다 스테로이드제를 사용했으며, 수치가 떨어지지 않을 경우에만 영양치료를 병행하였고, 수치가 회복되면 치료를 중단하는 과정을 5년간 반복했습니다. 그런 이후로는 정상 수치로 돌아온 적이 없었고, 크레아티닌 수치도 점차 상승했습니다.

루푸스 신염은 원래 우리 몸을 보호해야 할 면역세포가 신장을 지속적으로 공격하는 자가면역질환으로, 꾸준히 철저하게 관리해야 합니다. 이는 스트레스나 과로, 혹은 장을 자극하는 음식처럼 사소한 자극에도 면역세포의 균형이 쉽게 무너질 수 있기 때문입니다. 윤 씨는 결국 투석 치료를 받게 되었습니다. 그의 크레아티닌 수치는 2.4mg/dl로 상승하기까지 10년 이상 걸렸으나, 그 이후로는 급격히 증가했습니다.

루푸스 신염은 우리 몸의 면역 시스템에서 Th1과 Th2라는 두 종류의 T 세포 균형이 깨질 때 발생합니다. 이 두 세포는 서로 균형을 맞추며 몸을 보호하는 역할을 하는데, 한쪽이 지나치게 활성화되면 자연스럽게 다른 쪽은 억제됩니다. 따라서 Th1과 Th2가 조화를 이루는 것이 루푸스 신염의 악화를 막는 근본적인 방법입니다.

이런 면역 균형을 유지하려면 영양치료가 꼭 필요하며, 식이요법을 함께 병행하는 것이 투석이 필요한 단계로 진행되는 것을 막는 가장 안전한 방법임을 강조합니다.

루푸스는 신장뿐만 아니라 결합조직과 피부, 관절, 혈액 등 신체의 모든 기관을 침범하는 전신성 질환입니다. 루푸스 환자에게 사용하는 약물은 비스테로이드 항염제, 스테로이드제, 면역억제제, 항말라리아제 등이 있으며 이외에도 다양한 보조 치료제가 병행됩니다.

스테로이드제와 면역억제제의 심각한 부작용은 잘 알려져 있지만, 항말라리아제 역시 이에 못지않습니다. 항말라리아제는 식욕 저하, 오심, 구토, 설사, 복통 등 위장 관련 부작용을 유발할 수 있으며, 피부 착색, 발진, 탈모 등의 증상이 나타날 수도 있습니다.

장기간 복용할 경우 망막에 이상이 생겨 시력이 저하되거나 실명할 위

험이 있으므로, 반드시 정기적으로 안과 검사를 받으며 약물을 복용해야
합니다.

사례 15

정정미 씨(여 41세, 신장 170cm, 체중 62kg)는 3년 전 신증후군 진단을 받
고 스테로이드제와 면역억제제 치료를 받아왔습니다. 그러던 중, 정 씨의
부친이 필자의 책을 읽고 딸에게 영양치료를 권했습니다. 약을 복용해도
단백뇨 수치는 여전히 2,000mg/dL로 높았고, 의사는 약의 용량을 늘릴
것을 제안했습니다. 하지만 정 씨는 약의 부작용을 잘 알고 있었기에 의
사의 권고를 따르지 않았습니다.

영양치료를 시작한 지 2개월이 지나면서 단백뇨 수치가 1,600mg까
지 감소했습니다. 이후 4개월이 되었을 때, 약을 완전히 끊었다는 연락
을 받았습니다. 약을 중단한 후 단백뇨 수치는 2,500mg으로 상승했지
만, 다시 약을 복용하지는 않았습니다. 그 후 7년 동안 단백뇨 수치는
2,000~3,000mg/dL 사이로 오갔으나, 사구체여과율, 요소질소, 크레아티
닌 수치는 정상 범위를 유지했습니다.

단백뇨 검사는 4단계로 나뉘며, 1+는 30mg/dL, 2+는 100mg/dL, 3+
는 300mg/dL, 4+는 1000mg/dL 이상의 수치를 의미합니다.

필자의 경험에 따르면, 당뇨 및 고혈압으로 인한 만성 신부전 환자
와 사구체신염으로 인한 만성 신부전 환자의 단백뇨 수치는 대부분 3+
(300mg/dL)에서 4+ (1000mg/dL) 범위에 속했습니다. 반면, 신증후군 환
자의 단백뇨 수치는 최소 500mg/dL에서 최대 4,000mg/dL에 이르러 현

저한 차이를 보였습니다. 이처럼 높은 단백뇨 수치로 인해 약물 치료가 불가피했을 것입니다.

현재 신증후군의 표준 치료는 스테로이드제와 면역억제제이며, 이를 일 반적으로 대체할 수 있는 확립된 약물은 아직 없습니다.

그러나 지금까지의 사례를 보면, 단백뇨 수치가 높더라도 약물을 사용 하지 않았거나 단기간만 복용한 환자들은 투석 치료를 받을 가능성이 매우 낮았다는 사실을 꼭 기억해야 할 것입니다.

[사례 15] 정 씨 외에도, 10년 이상 단백뇨 수치가 3,500~4,000mg/dL 로 높은 수치에 있는 신증후군 환자들도 있었지만, 이들 역시 마찬가지였 습니다. 높은 수치에도 불구하고, 스테로이드제와 면역억제제를 사용하지 않고 영양치료와 식이요법으로 관리한 환자들은 투석 치료까지 이어진 경우는 거의 없었습니다.

따라서 현재 약물 치료를 받고 있다면, 해당 약물의 부작용을 면밀히 검토하고 필요에 따라 신중하게 중단 여부를 결정해야 합니다. 약물 치료 를 중단할 수 없다면, 반드시 영양치료를 함께 진행하여 부작용을 최소 화해야 합니다.

최근에는 의약품 부작용 공개가 의무화되어 있어, 인터넷에서 사용 중 인 약품명을 검색하면 약품의 효능, 주의사항 및 부작용에 대한 정보를 쉽게 확인할 수 있습니다. 또한, 정기적인 검사를 통해 단백뇨, 크레아티 닌, 사구체 여과율(GFR) 수치를 꼼꼼히 확인하여 신장 기능을 면밀히 관 리하고, 말기 신부전으로 진행하지 않도록 철저히 대비해야 합니다.

지금부터는 혈액투석 환자가 영양치료를 시행했을 때의 변화를 살펴보겠습니다. 혈액투석 환자는 영양실조, 요독증, 전해질 불균형, 심혈관계 질환 등 다양한 합병증을 경험할 가능성이 높습니다. 또한 면역력이 저하되어 피로가 심해지고 감염 위험이 증가하며, 칼륨, 인, 나트륨 등의 수치 조절이 어려워집니다.

투석 과정에서는 칼슘이 지속적으로 소실되기 때문에 뼈와 관절이 약해질 위험이 높아집니다. 특히 고관절 골절은 심각한 합병증과 높은 사망률로 이어질 가능성이 크며, 생존자들도 정상적인 보행을 회복하지 못하는 경우가 많습니다.

다음 사례는 혈액투석 환자들이 영양치료를 받은 후 경험한 주요 변화를 정리한 것으로, 철저한 예방과 관리의 중요성을 인식하게 해줄 것입니다.

혈액투석 환자 영양치료 사례 분석Ⅲ

사례 16

윤경주 씨(남 22세, 신장 168cm, 체중 58kg)는 오랜 기간 사구체신염을 앓다가 결국 혈액투석을 받게 되었습니다. 윤 씨의 부모는 아들이 투석 치료를 받지 않도록, 신장병에 효과가 있다고 알려진 여러 민속 치료법과 가정 요법은 물론, 왕실에서 전해 내려온 비방까지 폭넓게 시도해 보았다고 합니다.

하지만 결국 투석이 불가피해졌고, 학업을 이어가기 위해 복막투석을 선택했지만, 반복적으로 복막염이 발생하면서 병원에서는 혈액투석으로 전환할 것을 권했습니다.

복막투석은 복부에 도관을 삽입한 후 가정에서 시행할 수 있는 투석 방법으로, 병원 방문 횟수를 한 달에 1~2회로 줄일 수 있다는 장점이 있습니다. 하지만 도관이 외부에 노출되어 있기 때문에 감염 위험이 높아, 복막염이 발생할 가능성이 큽니다. 한편, 혈액투석은 주 3회, 회당 약 4시간이 소요되어 시간적 부담이 커서 좀처럼 결정을 내리지 못하고 있던 중에 복막투석을 시작한 지 약 7년이 지난 시점에서 필자의 책을 접하게 되었고, 이를 계기로 영양치료를 시작하게 되었습니다.

영양치료를 시작한 지 3개월 만에 오랫동안 괴롭히던 두통이 완전히 사라졌고, 백혈구 수치도 2,700에서 3,600으로 증가했습니다. 백혈구 아직 정상 범위(4,000~10,000)에 도달하지는 않았지만, 이후 복막염 발생 빈도가 현저히 감소했습니다.

윤 씨와 그의 부모님은 복막염 발생률이 크게 줄어들고, 윤 씨의 두통이 완전히 사라진 것만으로도 정말 다행이라며 제게 깊은 감사의 마음을 전했습니다. 윤 씨가 겪었던 두통은 단순한 통증이 아니었습니다. 통증이 한 번 시작되면 반나절 이상 지속되었고, 진통제는 복용할 수 없어 지압과 마사지를 받아야 했습니다. 매번 지압과 마사지를 해주시던 어머니의 수고는 오랜 세월 동안 이어졌지만, 이제 그 수고를 마칠 수 있게 되었습니다.

영양치료의 효과는 인체의 모든 장기 중에서도 특히 혈관(동맥, 정맥, 모세혈관)과 장 점막에서 가장 먼저 나타나며, 그중에서도 모세혈관이 가장 먼저 영향을 받습니다.

모세혈관은 머리카락 굵기의 10분의 1 정도로 매우 가늘어 이상이 생겨도 대부분 MRI로는 확인하기 어렵습니다. 윤 씨의 경우 이미 신장의 사구체, 즉 모세혈관 집합체가 거의 섬유화되어 투석 치료를 받고 있기 때문에, 뇌 속 모세혈관 또한 정상적으로 기능할 가능성은 극히 낮습니다.

뇌는 체내에서 가장 많은 산소를 소비하는 기관이기 때문에, 미세한 혈관 변화에도 매우 민감하게 반응합니다. 뇌의 모세혈관이 약해지거나 기능이 떨어지면 충분한 산소와 영양 공급이 어려워져, 두통이나 기억력 저하 등 다양한 신경학적 증상이 나타날 위험이 높아집니다.

백혈구 수치가 낮다는 것은 면역력이 약해졌음을 의미합니다. 영양치료를 통해 백혈구 수치가 2,700에서 3,600으로 증가한 것은 면역력이 그만큼 강화되었음을 보여줍니다. 이는 영양치료가 장 점막에서 활동하는 백혈구의 생존과 기능을 지원하는 최적의 환경을 만들어주고 있음을 입증하는 결과이기도 합니다.

사례 17

나정수 씨(남 62세, 신장 170cm, 체중 61kg)는 당뇨 합병증으로 인한 신부전으로 주 3회 투석을 받고 있습니다. 투석 과정에서 간염이 발생한 이후, 그동안 자신이 받아온 치료에 대해 의문을 갖게 되었고, 마침 지인의 소개로 필자의 책을 읽게 되었습니다.

영양치료를 시작한 지 4개월 만에 간 수치가 정상으로 회복되었고, 전반적인 기력도 좋아져 투석 후 느끼던 피로감도 크게 줄었습니다. 그러나 두통과 피부 가려움증은 전혀 호전되지 않았습니다.

두통과 피부 가려움증은 허리 4~5번 디스크 돌출로 인한 수술 이후, 허리와 고관절 통증이 지속되어 반복적으로 복용한 진통소염제와 근육 이완제의 부작용이 원인일 것으로 추정되었습니다.

영양치료를 시작한 이후 진통소염제 사용을 최대한 줄이고, 뼈와 연골, 인대를 강화하는 보조제를 함께 섭취하도록 했습니다. 약 6개월이 지나자 허리와 고관절 통증이 눈에 띄게 완화되었고, 두통과 피부 가려움증도 크게 개선되어 진통제 없이도 지낼 정도가 되었습니다.

혈액투석 환자가 자주 겪는 증상으로는 저혈압, 근육 경련, 오심, 구토,

두통, 가려움증, 부정맥, 그리고 투석불균형증후군 등이 있습니다. 투석불균형증후군은 투석 과정에서 혈액 내 노폐물은 빠르게 제거되지만, 뇌 내 노폐물은 상대적으로 느린 속도로 제거되어 발생하는 증상입니다. 이로 인해 뇌가 부어 구역질, 구토, 권태감, 두통, 경련, 의식 장애 등의 증상이 나타날 수 있습니다.

투석 치료를 받는 환자들 중에는 골다공증을 비롯한 척추 및 관절 질환으로 고통받는 경우가 많습니다. 이는 투석 과정에서 부갑상선 호르몬이 과도하게 분비되어 뼈에서 칼슘이 지속적으로 빠져나가면서, 작은 충격에도 골절이 쉽게 발생하기 때문입니다.

투석 환자는 단백질과 비타민, 미네랄 등 필수 영양소를 충분히 섭취하기 어렵고, 칼륨 수치 관리를 위해 생채소와 과일 섭취에도 제한이 있습니다. 따라서 투석 환자에게는 칼륨 수치를 높이지 않으면서도 필요한 미네랄과 비타민을 충분히 보충할 수 있는 제품이 반드시 필요합니다.

영양치료에 사용되는 제품 중 하나는 하루 300g 이상의 채소를 섭취했을 때 얻을 수 있는 비타민과 미네랄을 제공합니다. 하루 권장량의 두 배를 섭취하더라도 칼륨 수치에 영향을 주지 않으며, 혈액 순환을 촉진하고 혈관 내벽의 손상을 치유 및 강화하는 데 도움을 주는 성분을 함유하고 있습니다.

사례 18

심권숙 씨(여 64세, 신장 154cm, 체중 52kg)는 혈압약을 20년간 복용한 후 말기 신부전(크레아티닌 수치 8.5mg/dL)으로 진행되어 투석 치료를 시작하게 되었습니다. 투석 치료를 6회 받은 뒤, 지인의 추천으로 필자의 책을 읽고 영양치료를 시작했으며, 2개월 후 크레아티닌 수치가 3.8mg/dL로 감소했습니다. 심 씨의 건강 상태와 수치 변화를 볼 때, 투석을 시작하기 전에 영양치료를 했더라면, 투석 시점을 최소 몇 년은 늦출 수 있었을 텐데 하는 아쉬움이 컸습니다. 영양치료를 시작한지 6개월쯤 되었을 때 심 씨는 일주일에 3번 받던 투석을 2번으로 줄이게 되었다는 반가운 소식을 전했습니다. 평소 여행을 자주 가던 심 씨는, 주 3회 투석을 받을 때는 여행을 꿈도 못꾸었는데, 치료 횟수가 줄어 이제는 여행갈 엄두도 생겼다며 무척 기뻐했습니다.

영양치료를 시작한 지 12년이 지난 지금까지도, 허리와 고관절 통증으로 연골·인대 강화 제품을 잠시 사용한 것 외에는 특별한 불편함 없이 건강을 유지하고 있습니다.

대부분의 투석 환자들은 시간이 지날수록 뼈에서 칼슘이 빠져나가 작은 충격에도 쉽게 골절되고, 척추나 고관절 통증에 시달리곤 합니다. 하지만 심 씨는 달랐습니다. 투석을 시작한 지 어느덧 12년, 76세의 나이에도 그는 여전히 골프를 즐길 만큼 건강을 유지하고 있습니다. 심 씨는 간호사들에게 현재 투석 중인 환자들 중에서 가장 얼굴 혈색이 좋다는 말을 듣는다고 전했습니다.

2부

병든 콩팥이 보내는 SOS

- 콩팥은 왜 병드는가?

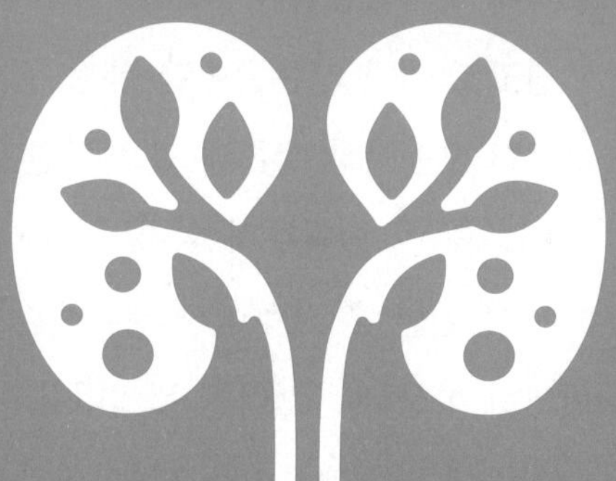

혈액투석 환자의 5년 생존율

제가 신장병에 대한 연구와 환자들을 위한 제품 개발을 시작한 지도 벌써 30년이 지났습니다. 또 개발한 제품들이 인체에 어떻게 작용하고 질병을 개선하는지 알리기 위해 책을 집필한 것도 2001년을 시작으로 24년이 되었습니다. 그중 2012년에 출간된 『세포를 알면 건강이 보인다』를 보면 혈액투석 환자의 5년 생존율이 암 환자보다 낮다는 부분이 언급돼 있습니다. 2001년경 당시 혈액투석 치료를 받는 환자들의 5년 생존율은 약 24%에 불과했습니다.

참고로, 5년 생존율이란 특정 질병을 진단받은 환자들이 진단 시점으로부터 5년 이상 생존해 있을 확률을 백분율로 나타낸 것입니다.

예를 들어 혈액투석 환자의 5년 생존율이 80%라면, 100명의 환자 중 80명이 진단 후 5년 이상 생존했다는 의미이며, 24%라면 100명 중 24명만 5년 이상 생존했다는 뜻입니다.

최근에는 혈액투석을 받는 환자의 5년 생존율이 약 75~80%까지 높아져, 현재 암 환자의 5년 생존율(약 72.9%)과 비슷한 수준에 이르렀습니다.

하지만 환자에게 정말 중요한 것은 단순한 생존율이 아닙니다. 투석 환자의 사망 원인 중 거의 절반이 심혈관 질환과 관련되어 있다는 점을 인식하는 것이 더욱 중요합니다. 실제로 이들 환자의 사망 원인 중 약 47%가 심장 질환과 관련되어 있으며, 특히 부정맥, 심장 판막 질환, 심부전 등이 주요 원인으로 지목됩니다.

투석을 앞둔 말기 신부전 환자의 경우에도 일반인에 비해 심혈관 질환 발병률이 수십 배에 이르며, 이로 인한 사망률 또한 현저히 높습니다.

이는 신장 기능이 저하되면 체내 수분과 전해질 균형이 쉽게 깨지면서 혈압이 상승하고, 염증, 동맥경화, 빈혈 등 다양한 문제가 복합적으로 나타나기 때문입니다.

투석 치료를 오래 받으신 분들 중에는, 함께 치료를 받던 환자들이 심혈관 질환으로 사망하는 모습을 여러 차례 목격하신 분들도 있을 것입니다.

앞서 언급한 바와 같이, 신장병 환자를 위해 개발된 제품에는 신장의 해독 기능과 노폐물 배출을 돕는 성분, 손상된 신장 세포의 회복을 지원하는 성분, 그리고 동맥·정맥·모세혈관 등 혈관 세포의 재생과 기능 개선에 필요한 성분들이 균형 있게 배합되어 있습니다. 이러한 구성은 단순히 신장 기능 회복에 그치지 않고, 심혈관 건강의 유지와 개선에도 도움을 줄 수 있도록 설계되었습니다.

특히 주목할 점은, 실제 임상 현장에서는 신장 혈관보다 심장 혈관을 관리하는 것이 훨씬 용이하다는 사실입니다. 이는 두 기관의 혈관 구조 차이를 이해하면 쉽게 납득할 수 있습니다. 신장의 사구체 모세혈관은 매우 미세한 반면, 심장의 관상동맥은 상대적으로 직경이 크고 혈류량도 풍부합니다. 비유하자면, 심장의 관상동맥은 굵은 강줄기와 같지만, 신장의 모세혈관은 본래부터 실개천처럼 가늘며, 특히 신장병 환자의 경우 이미 상당 부분이 섬유화된 상태입니다. 섬유화란 손상으로 인해 형성된 흉터 조직을 말하며, 이런 혈관은 혈액 흐름이 어렵습니다.

앞서 살펴본 **[사례 5]의 서인배 씨**는 심혈관이 막혀 스텐트 시술을 받았으며, 이후 항혈전제 복용으로 인한 부작용으로 신장병이 발생했습니다. **[사례 7]의 문익수 씨**는 당뇨, 고혈압, 부정맥을 앓으면서 두 차례 뇌졸중을 겪고, 심근경색으로 관상동맥에 스텐트 시술까지 받았습니다. 이후 2년이 지나 만성 신장병 진단을 받고 영양치료를 시작했습니다.

그 결과, **[사례 5]의 서 씨**는 영양치료를 시작한 지 1년 만에 크레아티닌 수치가 1.2mg/dL로 정상 범위에 들어왔으며, 눈의 충혈이 완전히 사라지고 체중이 3kg 증가하는 등 건강 상태가 현저히 호전되었습니다.

[사례 7]의 문 씨 역시 항혈전제를 복용하는 상황에서도 영양치료를 시작한 지 6개월 만에 크레아티닌 수치가 2.8mg/dL에서 2.2mg/dL로 낮아졌습니다.

이전에는 인슐린을 하루 32단위씩 맞아도 혈당 조절이 어려웠지만, 영양치료 후에는 인슐린 주사량을 10단위로 크게 줄일 수 있었고, 부정맥 증상도 사라져 더 이상 약물을 복용하지 않아도 되었습니다.

이처럼 영양치료는 신장과 심혈관 건강을 동시에 관리할 수 있으며, 항혈전제를 복용하면서도 부정맥 약을 중단할 수 있을 정도로 심혈관 관리가 상대적으로 용이함을 확인할 수 있습니다. 책에는 투석 환자들이 영양치료로 생명을 위협하는 위기를 극복한 생생한 사례들도 담겨 있습니다.

거품뇨·단백뇨·혈뇨, 콩팥이 보내는 위험 신호

지금까지 살펴본 바와 같이, 신장병 환자가 다양한 합병증을 겪다가 결국 혈액투석에 이르는 가장 큰 이유는, 질병 초기에는 대부분 특별한 증상이 거의 나타나지 않기 때문입니다.

신장이 손상되면 부종, 빈혈, 영양 불균형 등 다양한 증상이 나타날 수 있지만, 초기에는 증상이 거의 없으며 대부분 신장 기능이 상당히 저하된 이후에야 나타납니다. 특히 부종, 근육 경련, 전신 쇠약, 빈혈, 가려움증 등의 증상은 사구체 기능이 약 80~90% 이상 손상되어야 나타나며, 이 시점은 이미 말기 단계로, 사실상 회복이 불가능한 상태입니다.

따라서 소변에서 나타나는 이상 신호는 결코 가볍게 넘어가서는 안 됩니다. 특히 단백뇨나 혈뇨가 발견된다면 절대 방치해서는 안 되며, 당뇨병이나 고혈압이 있는 경우 신장 기능 검사 수치가 정상이라 하더라도 안심해서는 안 됩니다. 정상적인 신장은 단백질이나 혈액이 소변으로 배출되는 일이 없기 때문입니다.

신장병 진단을 받았다면 크레아티닌 수치와 사구체 여과율(GFR)에 대해 잘 알고 계실 것입니다. 하지만 단백뇨나 혈뇨가 나타날 정도로 경미한 사구체 손상만으로는 크레아티닌 수치가 오르지 않을 수도 있다는 점도 기억해야 합니다. 실제로 사구체 여과율이 50% 이하로 떨어져도 크레아티닌 수치는 정상 범위에 머물 수 있습니다. 따라서 단백뇨와 혈뇨는 절대 방치해서는 안 됩니다. 크레아티닌 수치가 정상 범위라면, 단백뇨나 혈뇨는 비교적 쉽게 치료할 수 있습니다. 그러나 수치가 기준을 벗어나면 치료 시기를 놓치게 됩니다.

앞서 언급한 바와 같이, 크레아티닌 수치가 1.8mg/dL인 환자들은 영양 치료를 통해 대부분 정상 범위로 회복되었습니다. 그러나 수치가 2.0mg/dL를 초과한 경우에는 가능한 모든 방법을 동원해도 정상 범위까지 회복된 사례는 극히 드물었습니다. 특히 5.0mg/dL 이상인 경우, 지난 30년간 효과적인 치료 사례가 거의 없었으며, 대부분 투석 시기를 늦추는 수준에 그쳤습니다. 따라서 초기 단계에서 철저한 관리가 이루어지지 않으면, 손상된 신장 조직은 되돌릴 수 없다는 점을 반드시 인식해야 합니다.

이 책에서는 투석 환자와 신장이식 환자까지 다루지만, 그 이전 단계의 신장 질환은 크게 두 가지 유형으로 나눌 수 있습니다. 첫 번째는 고혈압이나 당뇨병과 같은 기저 질환으로 인해 발생하는 신장 질환입니다. 두 번째는 신장 자체의 염증이나 면역 이상으로 발생하는 질환으로, 사구체신염, 신증후군, IgA 신병증, 루푸스 신염 등이 이에 속합니다.

특히 만성 신부전 환자의 상당수는 고혈압이나 당뇨병이 원인으로, 그 수는 매년 꾸준히 증가하고 있습니다. 이와 함께 신경화증, 만성 신우신염, 낭포성 신장 질환, 루푸스 등으로 인한 만성 신부전 환자 수도 점차 늘어나고 있습니다.

만성 신장병 진단을 받았다면, 치료의 목표는 질병이 악화되어 투석이나 신장 이식이 필요할 정도에 이르지 않도록 하는 것입니다.

이를 위해서는 신장 질환 치료에 사용되는 다양한 약물의 효과와 부작용을 정확히 이해하는 것이 매우 중요합니다. 검사 수치가 약물 치료로 개선되었다고 하더라도, 신장 조직의 섬유화가 실제로 멈췄는지, 여전히 진행 중인지, 혹은 더 악화되고 있는지는 확인하기 어렵기 때문입니다.

다시 한 번 말씀드리지만, 만성 신장병으로 진단받았다면 초기 단계라 하더라도 신장 조직이 이미 상당히 손상되었을 가능성을 염두에 두어야 합니다. 이는 신장 세포의 절반 정도가 손상되더라도 혈액검사에서는 정상으로 나타나는 경우가 적지 않기 때문입니다.

이제부터는 당뇨병과 고혈압으로 발생한 만성 신장병의 치료제, 그리고 사구체신염과 신증후군 치료에 사용되는 약물들의 효과와 부작용을 실제 사례를 통해 자세히 살펴보겠습니다.

당뇨 및 고혈압 관련 신장병 치료제의 효능과 부작용

당뇨병과 고혈압으로 인한 만성 신장병 치료에는 일반적으로 RAAS 차단제와 SGLT2 억제제가 사용됩니다. 제약사들은 이러한 약제가 신장 기능 저하를 늦춘다고 홍보하지만, 그 근거는 제한적이며 장기적인 효과, 부작용, 삶의 질 개선 여부에 대해서는 여전히 논란이 있습니다.

RAAS 차단제(혈압약)

혈압을 낮추고 단백뇨를 줄여 신장과 심장을 보호합니다.

주의: 혈중 칼륨 수치가 높아지면 부정맥 위험이 있으며, 혈압이 지나치게 낮아지면 어지럼증·피로·실신이 나타날 수 있으므로 정기적으로 혈압과 혈중 칼륨을 확인해야 합니다.

SGLT2 억제제(혈당강하제)

혈당을 낮추고 체중 및 혈압 조절에 도움을 주며, 일부 심장·신장 보호 효과도 있습니다.

주의: 요로·생식기 감염, 탈수, 저혈압이 생길 수 있고, 드물게 당뇨병성 케토산증이 발생할 수 있습니다.

필요에 따라 혈압·혈당·콜레스테롤·전해질 조절을 위해 다양한 약물이 함께 사용될 수 있습니다.

- **혈압 조절**: 칼슘통로차단제(CCB), 이뇨제, 베타차단제 등이 사용됩니다.
- **혈당 조절**: 인슐린, 메트포르민, DPP-4 억제제가 사용됩니다. 신장 기능이 저하된 경우에는 인슐린은 비교적 안전하지만, 메트포르민, DPP-4 억제제는 주의가 필요합니다.
- **콜레스테롤 조절**: 스타틴 계열 약물이 사용됩니다.
- **인(Phosphorus) 수치 조절**: 인 결합제가 사용됩니다.

약물별 주요 부작용

1) **이뇨제**: 저칼륨혈증, 고요산혈증, 고혈당, 전해질 불균형
2) **베타차단제**: 서맥, 피로, 불면, 저혈압, 성욕 감소, 혈청 지질 변화
3) **칼슘채널차단제(CCB)**: 안면홍조, 부종, 두통, 심박수 증가
4) **ACE 억제제**: 마른기침, 저혈압, 고칼륨혈증, 혈관 부종
5) **ARB**: ACE 억제제와 유사하나 기침·혈관 부종 위험 낮음
6) **스타틴**: 근육통, 드물게 횡문근융해증(근육 손상 → 신장 손상 가능)
7) **칼륨 조절제**: 변비, 복통, 속쓰림, 구토, 저칼륨 시 근육 약화·부정맥 위험
8) **인 결합제**: 변비, 설사, 복부 팽만감, 메스꺼움, 구토 등 소화기 부작용

이처럼 현대 의학에서는 당뇨병과 고혈압으로 인한 만성 신장질환의 진행을 억제하기 위해 약물 치료를 적극적으로 활용하며, 이를 통해 신장의 부담을 줄이고 합병증 발생 위험을 낮춥니다. 하지만 모든 약물에는 부작용이 존재하며, 문제는 이러한 부작용이 대부분 경미하거나 일시적으로 나타나 환자들이 이를 크게 인식하지 못한 채 수십 년 동안 약물을 복용하게 된다는 점입니다.

투석이나 신장이식이 필요한 말기 신부전 환자의 70% 이상이 당뇨병이나 고혈압을 앓고 있다는 사실은 결코 가볍게 넘길 문제가 아닙니다. 앞서 소개한 영양치료 사례에서도, 신장병 환자 10명 중 8명이 고혈압과 당뇨병을 동시에 앓고 있었으며, 이 밖에도 다양한 합병증을 겪고 있었습니다.

약물을 복용하자마자 부작용이 나타난다면 누구나 두려움과 경계심을 갖게 되지만, 실제로 대부분의 약물은 즉각적인 반응을 일으키지 않기 때문에, 약물 부작용과 질병 진행으로 인한 증상을 구분하기가 쉽지 않습니다.

다음 사례는 영양치료가 이러한 혼란을 해소할 뿐만 아니라, 신장 질환과 그에 동반한 여러 질환까지 포괄적으로 관리할 수 있음을 보여줍니다.

[사례 9]의 신정우 씨는 10년간 당뇨와 고혈압을 앓은 끝에 만성 신부전증 진단을 받았습니다. 신 씨는 영양치료를 시작한 이후 크레아티닌 수치가 2.2mg/dL에서 2.8mg/dL 사이에서 등락을 보이며 큰 변화는 없었습니다. 하지만 영양치료를 시작한 지 7개월 만에 담당 의사로부터 혈압

약과 당뇨약을 중단해도 된다는 소견을 받았습니다.

신 씨는 영양치료 후 당뇨약과 혈압약을 모두 중단할 수 있었으며, 오른쪽 발의 말초신경병증도 회복되었습니다. 크레아티닌 수치는 치료 시작 후 2개월 동안 2.5mg/dL에서 2.2mg/dL로 감소했지만, 이후 등락을 거듭하다 현재는 약 2.8mg/dL 수준을 유지하고 있습니다. 이는 한 번 손상된 신장 사구체는 회복이 거의 불가능하다는 점을 잘 보여줍니다.

하지만 신장병의 진행만 억제해도 다른 합병증은 빠르게 호전될 수 있다는 점을 알 수 있습니다.

신장의 사구체 모세혈관은 매우 가늘며, 신장병 환자의 경우 이미 상당 부분이 섬유화되어 있습니다. 섬유화란 조직이 흉터처럼 굳어지는 현상으로, 이러한 혈관에서는 정상적인 혈류가 어렵습니다. 따라서 이렇게 변화된 혈관은 조금만 개선되어도, 상대적으로 굵은 혈관은 훨씬 더 크게 회복될 수 있습니다.

사례 5의 서인배 씨(남성, 67세, 키 169cm, 체중 60kg)는 3년 전 심혈관 하나가 막혀 스텐트 시술을 받았습니다. 이후 항혈전제를 꾸준히 복용해왔으나, 눈에 심한 출혈이 발생해 약을 중단하게 되었습니다. 약을 끊자, 눈 출혈은 멈췄으나 다시 심한 흉통이 찾아와 약 복용을 재개할 수밖에 없었습니다.

스텐트를 추가로 삽입하지는 않았지만, 그 이후 눈 출혈이 재발해 늘 충혈된 상태로 지내야 했습니다. 체중도 10kg이나 줄었고, 크레아티닌 수치는 신장병 1기 수준인 1.5mg/dL로 유지되고 있는 상황에서 영양치료를 시작했습니다. 서 씨는 영양치료를 시작한 지 1년 만에 크레아티닌 수치가 1.2mg/dL로 정상 범위에 도달했고, 눈의 충혈도 완전히 사라졌으며 체중은 약 3kg 증가했습니다. 출혈이 계속되는 상황에서도 안구 출혈이 멈추고 신장 기능 수치가 정상 범위로 회복된 것은, 영양치료가 가진 잠재력을 잘 보여주는 중요한 사례입니다.

서 씨가 영양치료를 받지 않았다면 투석을 피할 수 없었을 것입니다. 또한, 투석을 받는다 해도 생존율이나 눈 상태가 얼마나 더 악화될지는 예측하기 어렵습니다. 서 씨는 항혈전제 부작용으로 안구 출혈과 신장병이 발생했음에도 불구하고, 약 복용을 중단할 수 없는 상황이기 때문입니다.

사구체신염, 신증후군, IgA 신병증, 루푸스 신염 치료제의 효과와 부작용

사구체신염, 신증후군, IgA 신병증, 루푸스 신염과 같은 신장 질환의 치료에는 스테로이드제, 면역억제제, 혈압 조절제, ACE 억제제, 이뇨제, 항응고제, 항혈소판제 등이 대표적으로 사용됩니다. 각 약물이 가진 주요 효과와 부작용에 대해 살펴보겠습니다.

스테로이드제

- **효과**: 염증 억제, 면역 반응 조절, 단백뇨 감소, 사구체 손상 완화.
- **주요 부작용**: 체중 증가, 부종, 고혈압, 혈당 상승, 골다공증, 감염 위험 증가

면역억제제

- **효과**: 과도한 면역 반응 억제, 루푸스 신염, 스테로이드 반응이 없는 사구체신염 치료.
- **주요 부작용**: 감염, 간·신장 기능 이상, 혈액세포 감소, 장기별 독성 (약제마다 다름).

혈압 조절제 (ACE 억제제·ARB)

- **효과**: 혈압 조절, 단백뇨 감소, 신장 보호.
- **주요 부작용**: 저혈압, 혈중 칼륨 증가, 드물게 혈관 부종.

이뇨제

- **효과**: 부종 완화, 체액 조절.
- **주요 부작용**: 탈수, 저칼륨혈증·저나트륨혈증, 저혈압.

항응고제·항혈소판제

- **효과**: 혈전 예방, 특히 신증후군에서 혈전 위험이 높을 때 사용.
- **주요 부작용**: 출혈 위험 증가, 멍이나 코피, 소화기 출혈 가능.

살펴본 것처럼, 사구체신염, 신증후군, IgA 신병증, 루푸스 신염 등에 사용되는 스테로이드제, 면역억제제, 항응고제, 항혈전제는 고혈압이나 당뇨로 인한 만성 신장병 치료제와 비교했을 때, 치료 효과와 부작용 측면에서 뚜렷한 차이를 보입니다. 이들 약물은 치료 효과가 강력한 만큼 부작용도 심각할 수 있어, 의료진은 환자를 위해 신중히 판단하고 꼭 필요한 경우에만 최소한의 용량으로 처방하려고 합니다.

[사례 11]의 조영호 씨는 신증후군으로 12년 동안 면역억제제와 스테로이드제로 치료를 받아왔습니다. 크레아티닌 수치는 2.2mg/dL을 유지했지만, 단백뇨 수치는 지속적으로 1,700mg/dL 이상으로 나타났습니

다. 그러나 약물치료와 영양치료를 병행한 지 2개월 만에 단백뇨 수치가 900mg/dL로 감소했습니다.

갑상선 종양으로 인해 약물 부작용을 걱정하던 그는 영양치료를 시작하면서 모든 약을 중단했지만, 리바운드 현상 없이 건강을 유지할 수 있었습니다.

이후 검사 결과는 안정되었고, 전반적인 컨디션도 한결 좋아졌습니다. 소규모 자영업을 하여 과로하는 날이 많았음에도 불구하고 3년 동안 면역억제제나 스테로이드제 없이 단백뇨 수치를 1,800~2,200mg/dL 수준으로 유지할 수 있었습니다.

그러나 크레아티닌 수치는 점차 상승하여 3.0mg/dL을 넘긴 이후로는 매년 1mg/dL씩 꾸준히 증가했고, 결국 8년 만에 투석이 불가피한 상태에 이르렀습니다.

[사례 12]의 차민석 씨는 신증후군을 비롯한 다양한 소화기 질환을 앓아왔으며, 혈뇨와 단백뇨가 20년 이상 지속되었습니다. 단백뇨 수치는 1,000mg/dL로 확인되었으며, 병원에서 면역억제제와 스테로이드제를 처방받았지만, 몸이 약해 약물을 복용하지 못했습니다.

그러나 영양치료를 시작한 지 6개월 만에 혈뇨와 단백뇨가 정상범위로 돌아와 병원에서 완치 판정을 받았습니다. 이후 2년 6개월이 지나 과민성 대장염과 수족냉증으로 다시 영양치료를 시작했으나, 신장 관련 수치는 꾸준히 정상 범위를 유지했습니다.

혈뇨가 20년 넘게 지속되고 단백뇨 수치도 높았지만, 이처럼 놀라운 결과를 얻을 수 있었던 결정적인 이유는 이 씨의 체질이 전반적으로 허약하고, 특히 소화기관이 약해 약물을 복용할 수 없었기 때문이었습니다.

[사례 11] 조 씨는 면역억제제와 스테로이드제를 복용했음에도, [사례 12] 차 씨와 달리 부작용을 거의 느끼지 않는 건강한 체질이었다는 점에 주목할 필요가 있습니다.

[사례 13] 오형식 씨는 신증후군 진단 후 스테로이드제를 복용했지만, 혈당 상승과 부종 등의 부작용으로 인해 결국 약을 중단할 수밖에 없었습니다. 약을 끊자 단백뇨가 심해지고 신장 수치도 상승해 깊은 고민에 빠졌습니다. 그러던 중 저자의 책을 접하게 되었고, 이를 계기로 영양치료를 시작하게 되었습니다.

당시 단백뇨 수치는 900mg/dL, 혈뇨는 15/HPF, 크레아티닌은 2.4mg/dL로 매우 높았으며, 부종과 수족냉증, 손발 저림 등의 증상도 함께 나타났습니다. 특히 수면 중에는 다리에 쥐가 자주 나는 상태였습니다.

스테로이드제를 끊은 것은 장기적으로 매우 중요한 결정이었습니다. 만약 혈당이 오르는 부작용이 없었다면, 아마 4년 동안 계속 복용했을지도 모릅니다. 그렇게 됐다면 크레아티닌 수치가 지속적으로 상승해 결국 투석을 피할 수 없었을 것입니다. 이 경험은 투병 중 내리는 결정 하나하나가 장기적으로 얼마나 큰 영향을 미칠 수 있는지를 잘 보여주는 사례입니다.

오 씨는 약뿐 아니라 음식에 대해서도 예민하여, 비리거나 기름진 음식을 피했는데, 이것이 오히려 긍정적인 결과를 가져왔습니다. 영양치료를 시작한 후 4년간 크레아티닌 수치는 평균 1.9mg/dL로 유지되었으며, 독감으로 인해 일시적으로 2.6mg/dL까지 상승하고 단백뇨 수치는 400mg/dL에 이르렀으나, 감기 회복 후 크레아티닌 수치는 다시 1.8mg/dL로 감소했습니다.

[사례 14] 윤미연 씨(여 24세, 신장 165cm, 체중 68kg)는 고등학교 2학년 때 루푸스 신염 진단을 받았는데 5년 후 대학 4학년 때 필자가 쓴 책을 읽고 영양치료를 시작했습니다. 당시 크레아티닌 수치는 정상범위였고 단백뇨 수치는 500~800mg 정도였습니다. 영양치료 5개월 만에 단백뇨 수치가 정상화되어, 스테로이드 복용을 중단하게 되었습니다.

루푸스 신염은 완치되는 병이 아니며, 단백뇨가 일시적으로 사라졌더라도 꾸준한 관리가 필요하다는 점을 여러 번 강조했음에도 불구하고, 단백뇨 수치가 감소하자 영양치료를 중단했습니다.

그 후로는 증상이 나타날 때마다 스테로이드제를 사용했고, 수치가 떨어지지 않을 경우에만 영양치료를 병행하다가 회복되면 중단하는 과정을 5년간 반복했습니다. 그러나 그 이후로는 모든 수치가 다시 상승하기 시작했고, 크레아티닌 수치도 점차 오르게 되었습니다..

루푸스 신염은 우리 몸을 보호해야 할 면역세포가 오히려 신장을 지속적으로 공격하는 질환이므로, 철저하고 꾸준한 관리가 필수적입니다. 스트레스나 과로, 또는 장을 자극하는 음식을 소량만 섭취해도 면역세포의 균형이 쉽게 무너질 수 있기 때문입니다.

윤 씨는 결국 투석 치료를 받게 되었습니다. 크레아티닌 수치는 2.4mg/dL까지 오르는 데 10년 이상이 걸렸지만, 이후에는 급격히 상승했습니다.

사구체신염, 신증후군, IgA 신병증, 루푸스 신염 등은 면역 반응과 염증이 밀접하게 관련된 질환으로, 급성기에는 면역억제제나 스테로이드 같은 강력한 약물을 사용할 수밖에 없습니다.

하지만 이러한 약들은 면역을 약하게 만들어 감염 위험을 높이고, 오래 쓰면 내성이 생겨 더 강한 약이나 심지어 항암제를 써야 하는 상황까지 갈 수 있습니다. 또한 혈전 예방을 위해 항혈소판제나 항응고제를 병용하는 경우가 많은데, 면역 기능이 저하된 상태에서 출혈 위험까지 더해지면 신장에 가해지는 부담은 매우 커질 수밖에 없습니다.

이러한 이유로 영양치료는 꼭 필요합니다. 영양치료는 단순한 보조 관리가 아니라, 약물의 부작용을 줄이고 합병증을 예방하며, 궁극적으로 약물의 용량을 줄이거나 중단할 수 있도록 돕는 중요한 치료법입니다. 특히 출혈과 관련된 부작용은 절대 미뤄서는 안 되는 핵심적인 관리 항목입니다.

영양치료를 시작한 후에는 혈청 크레아티닌, 사구체 여과율(GFR), 단백뇨, 혈뇨 등을 정기적으로 확인하여 질환의 진행 상황과 치료 반응을 면밀히 살펴야 합니다. 이를 바탕으로 약물 용량을 조절하거나 중단 여부를 결정하게 됩니다.

사례에서 보셨듯이, 몸이 약한 분들은 부작용이 빠르게 나타나 조기에 대응할 수 있었고, 그 결과 완치에 이를 수 있었습니다. 반면, 건강한 분들은 부작용을 인지하지 못한 결과, 치료 시기를 놓쳐 결국 투석에 이르게 된 것입니다.

신장병 진행 상태 평가를 위한 검사 가이드

- 크레아티닌(Creatinine): 남성은 약 0.7~1.3 mg/dL, 여성은 약 0.5~1.1 mg/dL 사이의 수치가 정상으로 인정됩니다. 다만, 정상 범위는 검사하는 기관, 측정 방법, 연령, 체격 등에 따라 약간 달라질 수 있습니다.

- 사구체 여과율(GFR): 신장이 1분간 혈액을 정화하는 능력을 수치로 나타낸것입니다. 건강한 성인의 경우 일반적으로 90~120 mL/min/1.73m²가 정상 범위이나, 성별, 연령, 체중 등에 따라 차이가 있을 수 있습니다. 일반적으로 의사가 사구체 여과율이 30%라고 한다면, 이는 신장이 정상적인 기능의 약 30%만 수행하고 있다는 것을 의미합니다. 이 수치는 만성 신장 질환의 4단계에 해당합니다.

- BUN(요소질소): 정상수치 10~26mg/dL

- 단백뇨(Protein): 정상수치 120~150mg/L / 알부민 1+(소변에 알부민 약 30mg함유) 2+(알부민 약 100mg) 3+(알부민 약 300mg) 4+(알부민 1,000 mg 이상)

- 칼륨(Potassium): 정상수치 3.5~5.5mmol/L(7.0mmol/L 응급상황)

- 요산(Uric acid0): 정상수치 3~7mg/dL

- 인(phosphorus): 정상수치 2.5~4.3mg/dL

- 헤모글로빈(Hemoglobin): 정상수치 13.0-17.0g/dL

크레아티닌, 요소질소(BUN), 요산은 체내 대사 과정에서 생기는 노폐물입니다. 이 수치는 신장이 얼마나 잘 노폐물을 걸러내는지 알려주며, 특히 크레아티닌과 BUN은 신장 기능 평가에 중요한 지표입니다. 요산은 신장 기능뿐 아니라 식습관과 대사 상태에도 영향을 받을 수 있습니다.

만성 신부전은 사구체 여과율(GFR, 1분당 여과되는 혈액량)에 따라 1기에서 5기까지 단계별로 나뉩니다. 1분당 여과량이 90ml 이상이면 1기, 60~89ml는 2기, 30~59ml는 3기, 15~29ml는 4기로 분류되며, 15ml 미만이면 투석이 필요한 5기에 해당됩니다. 크레아티닌 수치가 2.0mg/dl 이상이어도 자각 증상이 없는 경우가 있으나, 이 수치는 이미 신부전 3기에 해당할 정도로 높은 수준입니다.

따라서 크레아티닌 수치가 정상 범위(남성 0.7~1.3 mg/dL, 여성 0.5~1.1 mg/dL)라 하더라도, 소변이 탁하거나 지속적으로 거품이 생기고 암모니아 냄새가 난다면 이를 가볍게 넘겨서는 안 됩니다.

스테로이드·면역억제제 복용 시
꼭 알아야 할 부작용

사구체신염, 신증후군, IgA 신병증, 루푸스 신염 같은 신장 질환뿐 아니라, 류마티스 관절염을 비롯해 관절·피부·내분비기관·신경계·혈관 등 전신 어디서나 나타날 수 있는 자가면역질환에도 면역억제제와 스테로이드가 사용됩니다.

신장이식을 받은 환자 역시 반드시 스테로이드제나 면역억제제를 복용해야 합니다. 이는 우리 몸의 면역 체계가 이식된 신장을 외부에서 들어온 이물질로 인식하고 지속적으로 공격하려 하기 때문입니다.

신장이식은 말기 신부전 환자에게 생명을 되돌려주고, 다시 일상으로 돌아갈 수 있는 가장 희망적인 길입니다. 특히 오랜 시간 투석에 의존해 온 환자들에게는 그 절실함이 더욱 큽니다.

하지만 신장이식을 받기 위해선 반드시 기증자가 필요하지만, 뇌사자 기증을 포함한 여러 제약으로 인해 실제로 이식 가능한 신장은 턱없이 부족한 현실입니다. 그로 인해 수많은 환자들이 새로운 삶을 향한 희망을 품고, 하루하루를 절박하게 견디며 기다리고 있습니다. 2018년부터 2022년까지의 통계와 연구에 따르면, 매년 약 1,500명이 신장이식을 기다리지만, 그중 실제로 새 삶의 기회를 얻는 사람은 극히 일부에 불과합니다.

설사 기증자가 있어 이식 수술을 받더라도, 수술 후에는 면역 체계의 과도한 반응을 막기 위해 반드시 면역억제제를 복용해야 합니다. 하지만 이 약물은 면역력을 떨어뜨려 감염이나 기타 부작용의 위험을 높일 수 있어, 환자들은 그에 따른 부담을 감수해야 합니다.

따라서 환자와 보호자는 신장이식으로 모든 문제가 해결되는 것이 아니라, 이식 후에도 여전히 함께 관리하고 극복해야 할 현실적인 과제가 남아 있음을 충분히 이해하고 대비해야 합니다.

다음 페이지에서는 신장이식을 받으신 분들이 꼭 알아야 할 면역억제제의 종류, 작용 원리, 부작용 등 중요한 정보를 안내합니다.

신장이식 환자를 위한 약물 정보와 주의점

신장이식 후에는 이식된 신장을 신체가 이물질로 인식해 공격하지 않도록, 면역억제제를 꾸준히 복용해야 합니다. 아래에 소개하는 약물들은 면역세포의 활동을 억제하여 이식 거부 반응을 예방하고, 새 신장이 몸에 잘 자리 잡을 수 있도록 돕는 역할을 합니다.

주요 면역억제제 종류 및 작용

- **칼시뉴린 억제제:** 사이클로스포린(Cyclosporine)과 타크로리무스(Tacrolimus)는 T세포의 활성을 억제하여 면역 반응을 줄임으로써 이식 거부를 예방합니다.
- **항대사제:** 아자티오프린(Azathioprine), 미코페놀레이트 모페틸(Mycophenolate mofetil, MMF), 마이코페놀산(Mycophenolic acid)은 면역세포의 증식을 억제하여 면역 반응을 약화시킵니다.
- **코르티코스테로이드:** 프레드니솔론(Prednisolone)은 염증을 억제하고 면역 반응 전반을 낮추는 데 효과적입니다.
- **mTOR 억제제:** 시롤리무스(Sirolimus)와 에베롤리무스(Everolimus)는 세포의 성장과 분열을 억제하여 거부 반응을 방지합니다.
- **IL-2 수용체 억제제:** 바실릭시맙(Basiliximab), 다클리주맙(Dacli-

zumab)은 이식 초기 T세포의 활성화를 막아 강력한 면역 억제 효과를 발휘합니다.

- **항체 제제**: 티모글로불린(Thymoglobulin)은 T세포를 직접 제거하여 매우 강력한 면역 억제 효과를 나타냅니다.

면역억제제의 부작용 및 주의사항

이러한 약물들은 이식된 신장의 생착과 기능 유지를 위해 필수적이지만, 면역 체계를 전반적으로 억제하기 때문에 다양한 부작용이 나타날 수 있습니다.

- **감염 위험 증가**: 면역력이 저하되어 세균, 바이러스, 진균 등에 쉽게 감염될 수 있습니다. 발열, 인후통, 기침 등의 증상이 나타나면 즉시 진료를 받아야 합니다.
- **신장 기능 저하**: 특히 사이클로스포린과 타크로리무스는 장기간 사용 시 신장에 부담을 주어 손상을 일으킬 수 있으므로, 이식된 신장의 기능을 정기적으로 검사해야 합니다.
- **골수 기능 억제**: 아자티오프린과 미코페놀레이트 계열은 백혈구, 적혈구, 혈소판 수를 감소시켜 감염, 빈혈, 출혈 위험을 높일 수 있습니다.
- **위장 장애 및 간 기능 이상**: 구역, 구토, 설사, 복통 등의 증상과 함께 여러 약물에서 간 기능 이상이 나타날 수 있습니다.
- **신경계 이상**: 타크로리무스, 사이클로스포린, mTOR 억제제는 떨림, 두통, 불면, 혼동, 발작 등의 신경계 증상을 유발할 수 있습니다.

- 대사 이상: 칼시뉴린 억제제, 스테로이드, mTOR 억제제는 혈압, 혈당, 지질, 전해질 이상을 초래할 수 있습니다.
- 스테로이드 장기 복용 부작용: 프레드니솔론은 체중 증가, 골다공증, 둥근 얼굴, 중심성 비만, 근육 약화, 기분 변화, 부신 기능 저하 등을 유발할 수 있습니다.
- 암 발생 위험: 장기간 면역억제제 사용 시 피부암이나 림프종 등의 암 발생 가능성이 높아지므로, 정기적인 검진이 필요합니다

필자의 아내의 친척인 40대 여성은 신장이식 수술을 받은 지 6년 만에 유방암 진단을 받았습니다. 암은 이미 림프절까지 전이된 상태였지만, 백혈구 수치가 너무 낮아 수술이나 항암치료를 받을 수 없었습니다. 결국 그녀는 힘겨운 투병을 오래 버티지 못하고 세상을 떠났습니다.

면역력이 약한 상태에서 면역억제제를 복용하면 어떤 결과가 초래될지는 전문가가 아니더라도 쉽게 짐작할 수 있습니다. 그러나 신장이식 수술을 받은 환자는 부작용이 있더라도 면역억제제 복용을 중단할 수 없습니다. 따라서 면역력 저하를 예방하기 위한 철저한 대책 마련이 반드시 필요합니다.

인체 면역력은 장 점막과 밀접한 관련이 있습니다. 실제로 전체 면역세포의 약 70~80%가 장 점막에 자리 잡고 있습니다. 다행히, 면역력을 회복하고 정상화하는 데 도움이 되는 영양치료는 두 가지 제품만으로도 충분한 효과를 기대할 수 있습니다.

앞서 살펴본 **사례 1 윤대현 씨**는 어머니로부터 신장을 이식받았지만 2년 만에 다시 투석을 받게 되었고 이후 동생으로부터 또 한 번 신장을 이식받았지만, 그때도 5년을 넘기지 못해 다시 투석 치료를 받아야 했습니다.

다행히 종양 등 면역력 저하로 인한 질환은 나타나지 않았지만, 척추 압박 골절과 고관절 괴사로 수술을 받은 후 허리와 다리 힘이 약해져 앉았다 일어서는 것조차 어려웠습니다.

늦게나마 영양치료를 알게 되어 투석 중에도 건강을 잘 유지하게 되었지만, 윤 씨는 과거 자신의 병에 대해 제대로 알지 못했던 탓에 어렵게 받은 신장을 지켜내지 못한 일을 떠올리며 깊은 후회와 안타까움을 제게 털어놓았습니다.

스테로이드와 면역억제제는 인체 거의 모든 장기에 영향을 미치지만, 특히 장 점막에서 그 영향이 두드러집니다. 이들 약물은 장 점막을 이루는 세포들의 정상 기능을 방해하고, 면역 반응을 조절하는 작용을 통해 점막의 방어력을 약화시키기 때문입니다.

스테로이드와 면역억제제의 작용과 한계

스테로이드는 처음 개발될 당시 페니실린과 함께 현대 의학의 혁신을 이끈 기적의 약으로 평가되었습니다. 특히 강력한 항염 효과를 지닌 스테로이드는 소염제 중에서도 가장 뛰어난 효능을 보였으며, 1950년에는 그 발견에 기여한 연구자들이 노벨상을 수상하기도 했습니다.

그러나 같은 해, 스테로이드 치료를 받은 일부 환자들에게서 위궤양, 척추 손상, 중증 비만, 신경 마비 등의 부작용이 보고되었으며, 이로 인해 사망한 사례도 나타나기 시작했습니다. 부작용의 주요 원인은 호르몬 균형의 붕괴, 면역력 저하, 위장 장애, 골다공증 및 척추 손상, 대사 이상, 신경계 이상 등인 것으로 밝혀졌습니다.

면역억제제 또한 처음 등장했을 때 의학계의 큰 기대를 모은 혁신적인 약물이었습니다. 특히 장기 이식 수술에서 이 약물은 거부 반응을 억제하는 데 중요한 역할을 하며, 수술의 성공률을 획기적으로 끌어올려 그 결과, 수많은 생명을 살릴 수 있게 된 것입니다.

하지만 면역력이 약화되면 병균이나 바이러스에 쉽게 감염될 수 있어, 면역억제제는 기대만큼이나 부작용에 대한 우려도 큰 약물이었습니다. 그럼에도 불구하고 현대 의학에서는 장기 이식 등 특정 상황에서 필수적으로 사용되는 중요한 약물로 자리 잡았습니다.

이미 언급했듯이, 스테로이드와 면역억제제의 부작용은 전신에 걸쳐 나타나지만, 특히 장 점막에서 더 뚜렷하게 드러납니다. 이는 이 약물들이 장 점막 세포의 기능과 면역 반응에 직접적으로 영향을 미치기 때문입니다.

장은 단순히 음식물을 소화하는 기관을 넘어서, 병원균과 바이러스가 끊임없이 침입하는 인체 방어의 최전선 역할을 합니다. 이를 위해 인체 면역세포의 약 70~80%가 장 점막에 집중되어 있어, 외부에서 유입된 병원체를 효과적으로 막아내는 데 중요한 역할을 하고 있습니다.

게다가 장 내부에는 면역세포들이 전투력을 키우는 특별한 '훈련장'도 마련되어 있습니다. 바로 소장 벽에 위치한 평평한 구조물인 '파이어판(Peyer's Patch)'인데, 이곳 표면에는 장 속을 떠다니는 세균, 바이러스, 음식물 찌꺼기 등 다양한 이물질을 내부로 끌어들이는 작은 입구들이 자리하고 있습니다.

바이러스, 세균 등 다양한 외래 항원이 파이어판 내의 면역세포와 접촉하게 되면, 해당 면역세포는 이를 정밀하게 분석해 인체에 해로운 적의 특징을 파악하게 됩니다. 이와 같이 장관 내에서 활성화된 면역세포는 국소적인 장 점막 면역을 담당하는 동시에, 전신 순환계를 통해 이동하며 병원체를 인지하는 즉시 공격에 나섭니다.

이처럼 중요한 역할을 하는 파이어판을 손상시키고 면역 기능을 약화시키는 대표적인 약물이 바로 면역억제제와 스테로이드입니다. 이러한 약물을 불가피하게 사용해야 하는 경우, 장 점막과 혈관 내벽의 손상을 최소화하는 것이 무엇보다 중요합니다.

그동안의 임상 경험에 따르면, 영양치료는 손상된 점막과 혈관 내벽 세포의 회복에 상당한 도움을 주었지만, 면역억제제나 스테로이드와 같은 강력한 약물로 인한 부작용을 완전히 예방하는 데에는 분명한 한계가 있었습니다.

방송인 최윤희 씨 루푸스와 함께한 힘든 시간

자가면역질환을 앓고 계신 분들 가운데, 한때 '행복 전도사'이자 '행복 멘토'로 활동했던 작가 겸 방송인 최윤희 씨의 안타까운 자살 사건을 기억하시는 분들도 계실지 모르겠습니다.

최 씨는 약 15년 전, 루푸스로 인한 극심한 고통을 견디지 못하고 스스로 생을 마감했습니다. 『행복, 그거 얼마예요』, 『유쾌한 행복사전』 등 희망과 행복을 주제로 26권의 책을 펴내며, 생전에는 '행복전도사'라 불릴 만큼 밝고 따뜻한 에너지를 세상에 전했던 인물이었습니다.

그런 그가 남긴 유서 속 "자신의 능력보다 너무 많은 일을 하다 보니 배터리가 다 닳아버린 것 같다"는 말은 많은 이들의 마음 깊은 곳에 짙은 안타까움과 아련한 슬픔을 남겼습니다.

자가면역질환인 루푸스(전신홍반루푸스, SLE)는 다양한 장기와 조직에 영향을 미치기 때문에 증상도 매우 다양합니다. 대표적인 증상으로는 심한 피로감, 관절통과 관절염, 얼굴에 나비 모양으로 나타나는 피부 발진, 발열, 신장 손상으로 인한 단백뇨와 부종, 구강 궤양(입안 궤양), 탈모, 흉통과 호흡곤란, 그리고 두통, 경련, 정신 변화 등 신경계 증상들이 있습니다.

루푸스라는 자가면역질환이 중증으로 진행되면 스테로이드제와 면역억제제 치료가 필수적입니다. 최윤희 씨가 유서에 남긴 "자신의 능력에 비해 너무 많은 일을 하다 보니 베터리가 방전된 것 같다"는 말은, 그녀가 얼마나 무리한 일정 속에서 자신을 혹사하며 살아왔는지를 깊이 짐작하게 합니다.

심각한 병세가 점점 악화되는 와중에도 멈추지 않고 일을 이어갔던 그녀의 모습은, 결국 너무나 안타깝게도 비극적인 결말로 이어지고 말았습니다.

스테로이드제의 가장 큰 문제는 통증을 빠르게 완화하고 체력을 일시적으로 끌어올리는 효과가 지나치게 강하다는 점입니다. 이 약물은 신체를 정상 상태로 회복시키는 것이 아니라, 비정상적인 활력을 잠시 부여할 뿐입니다. 예를 들어, 평소에는 6시간만 일해도 쉽게 지치는 사람이 스테로이드제를 한 알 복용하면 10시간 이상 버틸 수 있을 정도의 에너지를 느끼게 됩니다. 하지만 이런 활력은 실제 체력을 과도하게 소모하게 만들고, 결과적으로 병세를 악화시키는 원인이 되기도 합니다.

최윤희 씨는 루푸스 외에도 폐렴이라는 심각한 합병증까지 진단받았으며, 병원 기록에는 고용량의 스테로이드제와 강력한 면역억제제를 투여받았다는 내용이 명시되어 있습니다.

존 F. 케네디 대통령 스테로이드 이야기

존 F. 케네디(John F. Kennedy) 대통령이 스테로이드제를 복용했다는 사실은 오랜 세월 동안 감춰져 있다가, 그가 사망한 이후에야 의료기록과 증언 등을 통해 세상에 알려졌습니다. 그는 겉으로는 건강하고 젊은 지도자의 이미지로 미국 대중의 사랑을 받았지만, 실제로는 만성 질환에 시달리며 다양한 약물을 복용하고 있었습니다.

스테로이드제를 복용함으로써 케네디는 심각한 피로, 저혈압, 체중 감소, 근육 약화 등의 증상을 어느 정도 억제할 수 있었습니다. 이는 대통령직 수행을 위한 체력 유지에 매우 중요한 요소였습니다. 그러나 이 약물은 그의 외모에도 영향을 주었는데, 예컨대 얼굴이 부어 보이는 문페이스(moon face) 증상이나 피부색 변화 등이 나타났고, 종종 허리 통증과 소화기 문제로 고통받기도 했습니다.

케네디는 단지 스테로이드제뿐 아니라 진통제, 항경련제, 항히스타민제, 수면제 등 10종이 넘는 약물을 동시에 복용하고 있었습니다. 그중 일부는 부작용이나 상호작용 위험이 높은 조합으로, 오늘날 기준으로 보면 매우 위험한 약물 관리 방식이었습니다. 특히 공식 행사나 대외 활동 전에는 일시적으로 컨디션을 끌어올리기 위해 약물 복용량을 늘리기도 했습니다.

케네디의 건강 상태와 약물 복용 사실은 생전에는 철저히 비밀에 부쳐졌습니다. 이는 냉전 시기의 리더로서 "약한 지도자"라는 인식을 피하기 위함이었습니다.

그러나 오늘날 그의 질병과 치료 과정을 되짚어보면, 육체적·정신적 고통 속에서도 국가 지도자로서 막중한 책임을 감당해야 했던 그의 인간적인 고뇌가 깊이 느껴집니다.

1963년, 그는 비극적인 암살로 생을 마감했습니다. 그러나 암살을 피했더라도, 오래 살기는 어려웠을 것입니다. 이미 스테로이드제와 다양한 약물 부작용으로 인하여 면역 체계가 심각하게 손상되었기 때문입니다.

그는 어린 시절부터 히복부 통증과 경련으로 여러 차례 병원에 입원한 적이 있었으며, 처음에는 장 궤양 진단을 받고 약물을 복용했습니다. 그러나 이후 진단이 과민성 대장염으로 바뀌면서 다른 약이 처방되었습니다. 여러 가지 약을 복용했음에도 통증이 가라앉지 않자, 스테로이드를 계속 사용할 수밖에 없었고, 네오르론토실과 같은 항생제도 다량 투여되었습니다. 이 과정에서 약물 부작용으로 허리 디스크와 골다공증이 발생했습니다.

디스크 수술 후에도 통증이 계속되자, 의사들은 통증 완화를 위해 스테로이드 투약을 이어갔습니다. 하지만 결국 1954년 10월 21일에 실시한 X선 촬영에서, 스테로이드 과다 복용으로 인해 제5요추가 완전히 녹아내린 사실이 확인되었습니다.

이에 의료진은 금속판을 이용해 천골을 장골과 요추에 단단히 고정하는 재수술을 진행했습니다. 수술 후 요도염이 발생해 생명이 위태로운 위기도 있었지만, 그는 그 어려움을 극복하고 마침내 미국의 제35대 대통령으로 취임할 수 있었습니다.

대통령에 취임한 후 케네디는 현대 의학 대신 비약물적 접근을 중심으로 한 전통 의학을 선택하고, 재닛 트라벨을 주치의로 삼아 치료를 받았습니다. 그러나 이미 면역 체계가 심각하게 손상되어 있어 건강을 회복하기는 어려운 상태였습니다.

낙담한 케네디는 유명한 현대 의학 의사인 맥스 제이콥슨에게 도움을 요청했고, 그는 암페타민(히로뽕) 등의 진통제, 바비튜레이트계 수면제, 테스토스테론 등의 남성 호르몬제, 그리고 페니실린 등의 항생제를 고용량으로 처방했습니다.

케네디가 암살당한 후 부검 결과, 그의 간은 완전히 기능을 잃은 상태였으며, 제이콥슨이 환자들에게 마약성 진통제와 신경 안정제를 과다 처방했다는 사실이 드러났습니다.

3부

신장병의 근본을 다스리는 **영양의 지혜**

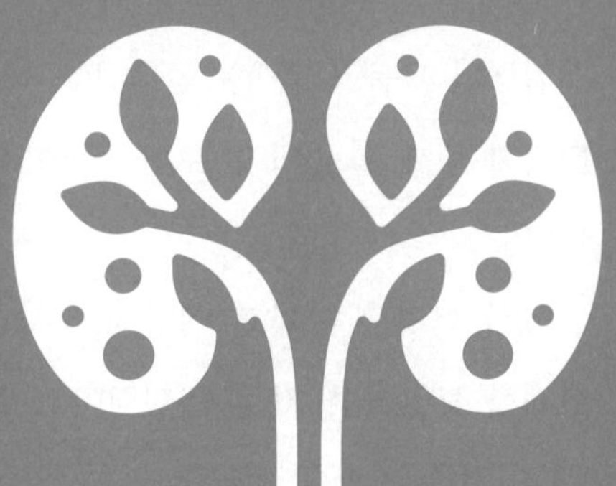

현대 의학의 한계를 보완하는 영양치료

영양치료는 엄밀히 따지면 대체의학의 한 분야로 분류됩니다. 대체의학이란 기존의 현대 의학과는 다른 방식으로 질병을 예방하고 치료하는 다양한 의학적 방법을 의미합니다.

영양치료 외에도 전통 의학, 민간요법, 자연 치유법 등 다양한 대체의학이 존재합니다. 하지만 대부분은 현대 의학처럼 명확한 과학적 근거가 부족하거나, 효과가 제한적으로만 입증된 경우가 많습니다. 반면 영양치료는 생리학적 원리에 뿌리를 두고 있어, 현대 의학의 한계를 보완하는 데 실질적인 도움을 줄 수 있습니다. 이런 이유로 최근에는 영양치료가 현대 의학과 함께 활용되며 '보완의학'이라는 개념 속에서 자주 언급되고 있습니다.

앞서 살펴본 다양한 영양치료 사례들을 통해, 영양치료가 현대 의학의 한계를 보완하는 가장 현실적이고 실질적인 대안임을 확인하셨을 것입니다. 이러한 치료적 접근은 모든 만성 질환자에게 필요하지만, 특히 신장 질환 환자들에게는 더욱 절실합니다.

사실, 만성 신장병의 경우, 현대 의학의 치료는 병의 진행을 늦추는 데에만 초점이 맞춰져 있을 뿐, 근본적인 해결책은 제시하지 못하고 있는 것이 현실입니다. 아무리 진행을 늦춘다 해도, 65세 이상 환자의 약 59%

는 결국 신장 기능이 거의 소실되어 투석이나 신장이식을 받아야 하는 상황에 놓이게 됩니다. 이 통계는 현대 의학 치료의 한계를 단적으로 보여줍니다.

2022년부터 2024년까지의 국내 만성 신장병 환자 현황을 보면, 성인 인구의 만성 신장병 유병률은 약 7.6%로 나타났으며, 특히 70세 이상 고령층에서는 이 비율이 21.6%로 급격히 증가하고 있습니다. 2021년 기준, 만성 신장병 환자 한 명당 연간 진료비는 약 850만 원에 이르렀습니다. 그럼에도 불구하고, 65세 이상 환자 중 절반 이상은 투석 치료나 신장이식을 받아야 하는 상황에 놓여 있습니다.

신장병의 영양치료는 신장의 해독 및 여과 기능을 보완하고, 손상된 신장 세포의 재생을 촉진하는 데 중점을 둡니다. 그러나 영양치료를 받는 대부분의 환자는 이미 신장 손상이 상당히 진행된 상태입니다. 또한 병원에서 처방되는 다양한 약물로 인해, 영양치료의 상당 부분이 약물 부작용을 완화하는 데 소모됩니다.

그럼에도 불구하고 영양치료는 약물 부작용을 줄이고 각종 합병증을 예방할 뿐만 아니라, 신장 기능을 개선하는 데에도 분명한 효과를 보였습니다. 이러한 사실은 앞서 살펴본 여러 사례를 통해 확인할 수 있습니다.

제가 영양치료를 위한 기능성 식품 개발에 뛰어든 것은 1980년대 초반입니다. 당시에는 아직 낯선 분야였지만, 어린 시절 병약했던 제 몸을 스스로 치유하고자 했던 간절한 마음이 연구의 출발점이 되었습니다. 특히, 제가 과거에 겪었던 만성적인 위장 질환과 그로 인한 혈뇨가 결정적인 계기가 되었습니다.

어릴 적부터 위염, 위궤양, 장궤양, 장염 등 다양한 위장 질환으로 오랫동안 약을 복용했지만, 증상은 점점 악화되었습니다. 약물 부작용으로 심한 변비가 생겨 변비약을 복용했으나, 장의 연동운동 기능이 떨어져 결국 관장에 의존할 수밖에 없는 상황에 이르렀습니다. 관장을 해야만 겨우 배변이 가능했는데, 이 과정에서 관장 도구가 요도에 충격을 준 것인지 갑자기 소변에 많은 피가 섞여 나오기 시작했습니다. 병원에서 지혈 치료를 받았음에도 출혈은 멈추지 않았습니다.

그 무렵 민간요법을 소개한 책을 통해 돌미나리의 효능을 알게 되었고, 즙을 내어 하루 세 잔씩 마시기 시작했습니다. 며칠 복용한 끝에 출혈이 완전히 멎었습니다.

이후 등뼈(흉추) 부상으로 나타난 증상은 '니시 의학'을 통해 위기를 넘길 수 있었지만, 근본적인 회복은 상어 연골, 천마, 알로에 등 천연물의 도움으로 이루어졌습니다. 만약 그동안 겪었던 증상들을 병원에서 치료할 수 있었다면, 지금과 같은 일을 시작할 이유도 없었을 것입니다. 이런 경험을 통해, 저는 자연 속에 의약품과는 다른 방식으로 질병과 증상을 근본적으로 치유할 수 있는 다양한 천연물이 존재한다는 확신을 갖게 되었습니다.

그리고 그 믿음은 시간이 지나며 현실로 이어졌습니다. 오늘날에는 라디오, 텔레비전, 신문, 잡지, 인터넷 등 다양한 매체를 통해 기능성 식품에 대한 정보를 손쉽게 접할 수 있으며, 국내 시장도 2023년 기준 약 6조 2천억 원 규모로 성장해 기능성 식품은 우리 일상에 자연스럽게 자리 잡았습니다.

지금까지 출간한 모든 저서는 저의 직접적인 경험과 40여 년간 쌓아온 환자 임상 데이터를 바탕으로 한 연구 성과입니다. 이 책은 30여 년간 신장병 환자를 위한 제품 개발 과정에서 얻은 임상 경험을 토대로 집필되었으며, 수많은 시행착오와 치열한 현장 경험에서 비롯된 실제적이고 생생한 지식을 담고 있습니다.

따라서 이 책은 자신의 질병 유형을 정확히 이해하고, 그 근본 원인을 치유하는 데 실질적인 도움을 주는 길잡이가 될 것입니다.

요즘은 라디오, 텔레비전, 신문, 잡지, 인터넷 등 다양한 매체를 통해 기능성 식품에 관한 정보를 쉽게 접할 수 있고, 누구나 손쉽게 구매할 수 있지만, 정작 정확하고 꼭 필요한 정보를 얻기에는 부족한 점이 많습니다.

예를 들어, 제품을 선택할 때는 개인의 체질을 반드시 고려해야 하며, 식약처에서 인증한 제품이라 하더라도 개인에게 맞는 적정 섭취량을 정확히 아는 것이 매우 중요합니다. 기능성 식품은 의약품에 비해 약리 효과가 약하기 때문에, 적절한 양을 섭취하지 않으면 기대하는 효과를 얻기 어렵습니다.

특히 신장 질환은 그 종류와 현재 증상, 동반된 합병증에 따라 병원에서 처방받는 약물이 달라집니다. 그렇기 때문에 약물의 부작용과 합병증 관리를 위해 관련 제품에 대해 충분히 이해하는 것이 매우 중요합니다. 병원에서 처방받는 약뿐 아니라, 한약이나 기능성 식품에도 신장 기능에 부담을 줄 수 있는 성분이 포함될 수 있으므로 각별한 주의가 필요합니다.

이 책에서 소개하는 영양치료에 사용되는 제품들은 신장 질환 환자들이 흔히 겪는 전해질 불균형, 부종, 고혈압, 빈혈, 골다공증, 심혈관 질환 위험 증가, 감염 위험 상승, 그리고 영양 불균형과 같은 취약점을 세심히 고려하여 개발된 것입니다.

가장 오래된 제품은 30여 년 전부터, 비교적 최근에 개발되었거나 리뉴얼된 제품들도 19년 이상 임상 현장에서 꾸준히 사용되어 왔습니다. 30년과 19년이라는 시간은 해당 제품들의 안정성과 신뢰도를 충분히 증명해 주는 세월이라 할 수 있을 것입니다.

그럼에도 불구하고 안타까운 현실은, 우리나라 65세 이상 고령 환자의 59%가 신장 기능이 거의 상실되어 투석이나 신장이식이 필요한 상황임에도 불구하고, 지난 30년간 신장병으로 인해 영양치료를 받았거나 받고 있는 환자의 수가 모두 합쳐도 겨우 4,000명에 불과하다는 사실입니다.

다른 만성질환자까지 포함해도 총 2만 9천 명에 불과하니, 제 사무실을 찾은 환자 수가 얼마나 적었는지 짐작하실 수 있을 겁니다.

만성 신장병 환자는 질병 특성상 음식과 약을 선택할 때 특히 주의가 필요합니다. 일반적으로 사용되는 감기약, 진통제, 비스테로이드성 소염제 등 일반 의약품은 물론, 식품의약품안전처에서 검증받은 기능성 식품이라 하더라도 주성분이 합성 원료라면 섭취를 피하는 것이 좋습니다.

다음 페이지에서는 시중에 유통 중인 합성 원료 제품에 대해 살펴보겠습니다.

신장질환자와 합성 영양제

요즘 MSM, 마그네슘, 나이아신(B3), 판토텐산, 비타민 C, 엽산 등 다양한 건강기능식품을 시중에서 손쉽게 구할 수 있습니다. 하지만, 대부분의 제품이 인공 합성 원료로 만들어진다는 점은 주의할 필요가 있습니다. 특히 신장 기능이 약한 분들은 합성 영양소가 부담이 될 수 있으므로 섭취에 신중해야 합니다.

MSM은 관절염 환자의 통증 완화와 관절 기능 개선에 도움을 줄 수 있으며, 항염·항산화 작용을 통해 류마티스 관절염, 천식, 알레르기성 비염 등에도 긍정적인 효과가 있다는 연구 결과가 있습니다. 하지만 황 성분을 포함하고 있어 장기간 복용하면 황 대사에 영향을 미칠 수 있으며, 특히 신장 기능이 약한 사람은 MSM 섭취로 인해 산염기 균형과 전해질에 문제가 생길 위험이 있으므로 반드시 주의해야 합니다.

마그네슘은 심장 박동과 혈압을 조절하고, 신경을 이완시켜 근육 경련 완화에 도움을 줍니다. 하지만 장기간 복용할 경우 근력 저하가 나타날 수 있으며, 특히 만성 신부전 환자는 배설 기능이 떨어져 고마그네슘혈증이 발생할 수 있습니다. 이로 인해 저혈압, 심박수 감소, 호흡 억제 등 심각한 부작용이 나타날 수 있어 주의가 필요합니다.

L-아르기닌은 기능적인 측면만 보면 마치 만성 신장병 환자에게 꼭 필

요한 성분처럼 보일 수 있습니다. 체내에서 산화질소 생성을 촉진하여 혈관을 확장하고 혈류를 개선하며, 심혈관 건강을 증진하는 효과가 있습니다. 실제로 복용 초기에는 안색이 밝아지고 손발이 따뜻해지는 등 긍정적인 변화를 경험할 수도 있습니다. 그러나 장기간 복용할 경우, 체내 대사 과정에서 요소 회로에 부담이 증가하고, 대사 스트레스가 누적되어 신기능 저하나 전해질 불균형이 악화될 가능성이 있습니다. 또한 과도한 혈관 확장으로 인해 저혈압, 두통, 어지럼증이 나타날 수 있습니다.

동물 실험에서 L-아르기닌을 장기간 고용량으로 투여한 경우, 신장에서 염증과 섬유화가 발생할 수 있음이 보고되었습니다. 일부 임상 연구에서는 이러한 부작용 우려로 임상시험이 조기 종료된 사례도 있습니다. 자세한 내용은 다음 논문을 참고하시기 바랍니다.

> 논문 제목: Increased Death With L-Arginine Supplementation in Patients With Stable Angina: A Randomized Controlled Trial

이 연구에서는 안정형 협심증 환자에게 L-아르기닌을 장기적으로 보충한 결과, 예상과 달리 전체 사망률이 유의하게 증가하는 경향이 나타나 임상시험이 조기 종료되었습니다. 이러한 결과는 L-아르기닌이 산화질소 생성을 촉진하는 동시에, 그 대사 부산물인 퍼옥시나이트라이트를 증가시켜 산화 스트레스를 유발하고, 결국 심장과 신장 조직에 세포 독성을 초래할 수 있다는 병태생리학적 기전을 뒷받침합니다.

나이아신(비타민 B3)은 미세혈관을 확장시켜 혈액순환을 개선하고, 나쁜 콜레스테롤(LDL)과 중성지방은 낮추면서 좋은 콜레스테롤(HDL)은 높이

98

는 효과가 있습니다. 혈류를 빠르게 개선하는 특성 때문에, 복용 직후 얼굴이나 손발이 붉어지거나 시야가 밝아지고 통증이 완화되는 등의 변화를 느낄 수 있습니다.

이러한 이유로 나이아신은 신장병 관리에도 분명 도움이 될 수 있을 것으로 보입니다. 하지만 장기 복용 시에는 상황이 달라집니다. 나이아신은 장에서 인의 흡수를 억제하여 고인산혈증 완화에는 도움이 되지만, 동시에 요산 수치를 높여 신장에 부담을 줄 수 있습니다.

살펴보신 것처럼, MSM, 마그네슘, 나이아신(비타민 B3), 아르기닌뿐 아니라 베타카로틴 등 특정 성분을 인위적으로 분리하거나 합성해 단일 성분만 사용할 경우, 단기간에는 눈에 띄는 효과가 나타나는 듯했습니다. 그러나 시간이 지나면서 이러한 방식은 신체의 대사 균형을 깨뜨리고, 결국 약물과 유사한 부작용을 일으키는 사례가 적지 않았습니다.

이러한 시행착오를 통해 저는 '효과의 속도'보다 '대사 체계의 조화'가 훨씬 더 중요하다는 사실을 분명히 깨닫게 되었습니다.

한의사·약사·영양사,
건강기능식품 처방·판매 공식 허용

　2023년 기준, 국내 건강기능식품 시장 규모는 약 6조 2천억 원에 이르며 꾸준한 성장세를 보이고 있습니다. 이러한 흐름 속에서, 2025년 1월 20일부터는 개정된 「건강기능식품에 관한 법률 시행규칙」이 시행됨에 따라, 한의사, 약사, 영양사 등 전문 자격을 갖춘 이들이 기능성 식품을 공식적으로 처방하고 판매할 수 있는 길이 열리게 되었습니다.

　이는 영양치료가 보완의학으로서 제도적 중요성을 인정받았다는 점에서 의미가 크며, 환자 중심의 통합 치료로 나아가기는 중요한 진전으로 평가됩니다.

영양치료 제품의 특성 및 효과 분석

1. 키토라인골드

'키토라인골드'는 신장 기능이 저하되어 혈액 속 노폐물을 제대로 걸러내지 못하는 분들을 위해 개발된 제품입니다. 주성분은 홍게와 새우 등 갑각류 껍질에서 추출한 키토산(수용성 60%, 불용성 40%)이며, 천연 항생제로 알려진 프로폴리스와 요산 수치 감소에 도움을 주는 개다래나무 열매 추출물도 함유되어 있습니다.

키토산은 체내 지방 흡수와 콜레스테롤 조절, 항염증 작용 등으로 주목받아 왔습니다. 최근 동물 실험에서는 키토산이 신장에 생기는 흉터 조직, 즉 신장 섬유화의 진행을 일부 늦출 수 있다는 가능성이 제시되기도 했습니다. 신장 섬유화는 신장 조직이 손상된 후, 손상 부위가 정상 조직 대신 딱딱한 흉터 조직으로 바뀌는 현상을 말합니다.

키토산에 함유된 섬유질은 일반적인 식이섬유와 달리, 여러 방향으로 복잡하게 얽힌 구조를 가지고 있어 다양한 이물질을 효과적으로 포획하고 체외로 배출하는 데 뛰어난 역할을 합니다. 특히 키토산은 식물에서 얻는 섬유질과 달리, 양전하(+)를 띠는 아미노기($-NH_2$)를 포함하고 있어 음전하(-)를 띠는 중금속, 방사성 물질, 농약 등 유해 물질과 강하게 결합할 수 있습니다. 이러한 성질 덕분에 키토산은 유해 물질을 단단히

붙잡아 몸 밖으로 배출하는 데 도움을 줍니다. 또한 LDL 콜레스테롤, 바이러스, 박테리아 등 다양한 유해 성분을 흡착·제거함으로써 체내 해독 작용에도 기여합니다.

키토산 임상 실험자료

아래 자료는 신부전증 환자 80명을 대상으로 키토산을 투여한 임상시험 결과입니다. 본 연구는 중국 북경에 위치한 북경대학 부속병원과 상해에 위치한 상해 장해병원이 협력하여 진행하였습니다. 북경대학은 일본의 도쿄대학에 견줄 만큼 전통과 명성을 가진 최고의 대학이며, 그 부속병원은 종합병원으로서 높은 평가를 받고 있습니다. 특히 신장 질환 분야에서 중국 내 '국가 감정 보증서'라 불릴 만큼 권위 있는 기관입니다.

이 병원의 부원장인 리 레이시 교수는 국제 신장학회 이사이자 아시아 신장학회 상무이사를 겸하고 있는, 신장 질환 분야의 세계적인 권위자입니다. 실험은 키토산을 복용했을 때 요독소 등 체내 노폐물이 장과 위에서 흡착되어 대소변을 통해 배출되는 효과를 확인하는 데 목적이 있었습니다.

피험자들은 하루 세 차례 키토산을 복용했으며, 3개월간의 경과를 관찰하여 키토산을 복용하지 않은 대조군과 비교하는 방식으로 실험이 진행되었습니다. 해당 연구 결과는 1997년 8월 북경대학교에서 열린 국제 학술대회에서 『effect of Chitosan on Renal Function in Patients with Chronic Renal Failure(신부전 환자의 신장 기능에 대한 키토산의 효과)』라는 제목으로 발표되었으며, 주요 내용은 다음과 같습니다.

연구에는 격일로 혈액투석을 받는 중증 신부전 환자들이 참여하였으며, 이들은 식이 제한 등으로 인해 전반적으로 쇠약한 상태였습니다. 그러나 키토산을 복용한 이후 피로를 호소하는 빈도가 유의미하게 줄었고, 적혈구 수치의 증가와 함께 빈혈이 개선되는 효과가 나타났습니다. 또한 전반적인 체력 증진과 요독증 증상의 완화에서도 긍정적인 반응이 관찰되었습니다.

특히 신부전으로 인한 다양한 합병증을 동반한 환자군에서는 키토산 복용 후 혈중 지질 농도 개선, 요소질소 수치 감소, 영양 상태 향상 등 여러 지표에서 호전 양상이 확인되었으며, 이를 통해 신장 기능 개선 가능성이 제시되었습니다.

임상시험을 성공적으로 이끈 리 교수는 "지금까지 병원에서 처방되는 신부전 치료제는 대부분 합병증을 억제하거나 질병의 진행을 늦추는 데 그쳤지만, 키토산은 신장 기능 개선 효과까지 확인된 첫 사례"라고 밝혔습니다.

중국 칭다오대학교 부속병원 연구팀이 진행한 동물실험에서는 키토산 올리고당을 사용했는데, 이 역시 급성 신손상과 신장 섬유화의 진행을 늦추는 데 효과적인 것으로 나타났습니다. 연구 결과, 이 물질은 산화 스트레스와 미토콘드리아 손상, 그리고 세포 내 스트레스 반응을 감소시켜 신장 기능 보호에 도움을 주는 것으로 확인됐습니다.

2022년에 발표된 동물 실험 연구 중에서 키토산이 신장 섬유화의 진행을 억제하는 데 효과적이라는 결과를 보여주는 논문은 다음과 같습니다.

연구: Chitosan oligosaccharides alleviate renal fibrosis via modulation of oxidative stress and mitochondrial dysfunction in a rat model of unilateral ureteral obstruction

저자: Zhang et al.

게재 학술지: International Journal of Molecular Medicine

발표 연도: 2022

No.1 키토라인골드 1정의 용량은 400mg이며, 1일 권장 섭취량은 12정입니다. 하루에 3회, 한 번에 4정씩 나누어 섭취합니다. 키토산에 함유된 특유의 섬유질은 체내 유해 물질과 강하게 결합하는 성질이 있어, 평소 배변이 원활하지 않은 분들의 경우 변비가 생길 수 있습니다. 이럴 때는 제품 섭취량을 절반으로 줄이되, 대신 'No.2 채움후' 섭취량을 두 배로 늘리면 같은 효과를 얻을 수 있습니다.

2. 채움후 3. 채움라이프

'채움후'의 주성분은 사막에서 자란 알로에 베라를 200:1 비율로 농축한 고농축 추출물입니다.

알로에 베라는 장내 환경을 개선하고 면역력 증진에 도움을 줄 뿐만 아니라, 손상된 세포의 회복과 재생에도 탁월한 효과를 보입니다. 여기에 면역 과민 반응을 완화하는 데 도움을 주는 다래와, 신장을 강화하고 통풍의 원인인 요산 수치를 낮추는 데 효과적인 개다래 열매까지 더해져, 신장 질환, 자가면역질환, 당뇨병, 고혈압 등 만성질환을 앓는 분들에게

104

최적화된 제품입니다.

장 점막을 비롯해 호흡기, 눈, 귀, 코, 입, 질, 항문 등 우리 몸 곳곳에 분포한 점막 조직은 외부 항원과 끊임없이 맞닿는 최전선에 자리하고 있습니다. 따라서 만성질환 환자에게 있어 점막 관리의 중요성은 아무리 강조해도 지나치지 않습니다.

특히 장 점막은 체내 면역세포의 약 70~80%가 집중된 핵심 면역 기관으로, 이를 제대로 관리하지 못하면 질환의 진행을 억제하는 것은 사실상 불가능합니다.

왜냐하면 건강한 사람은 점막에 상처가 생겨도 하루이틀 내에 빠르게 회복되지만, 만성질환을 가진 경우에는 상처가 쉽게 아물지 않기 때문입니다. 이는 염증, 조직 손상, 장내 미생물 불균형 등 여러 요인이 복합적으로 작용하여 면역세포의 정상적인 기능을 방해하기 때문입니다. 이러한 문제는 점막에만 머무르지 않고 혈관, 림프관, 골수로까지 확산되어 세포의 정상적인 분열과 재생을 방해하는 심각한 상태로 이어질 수 있습니다.

따라서 신장병을 포함한 만성질환 환자는 세포 분열과 재생이 원활히 이루어지도록 장 점막과 모세혈관 관리에 각별히 신경을 써야 합니다. 특히 면역억제제, 스테로이드제, NSAIDs, 항혈전제 등 장 점막과 모세혈관에 치명적인 영향을 줄 수 있는 약물을 복용 중이라면 그 필요성은 훨씬 더 커집니다.

'채움라이프'와 '채움후'는 원래 회복이 더딘 인대나 연골 등 조직 재생을 돕기 위해 개발된 제품입니다. 참고로, 신장 속 사구체의 내피세포도 거의 분열하지 않는 세포라, 이런 세포는 스스로 재생되는 속도가 매우 느립니다. 따라서 신장병의 경우 제품에 안내된 섭취량을 지켜야 합니다.

신장 사구체는 작은 모세혈관들이 공처럼 엉켜 있는 구조로, 혈액을 정밀하게 여과하는 '필터' 역할을 합니다. 일반적인 모세혈관이 혈액에 산소와 영양을 공급하는 기능을 한다면, 사구체는 혈액 속 노폐물과 수분을 걸러 소변으로 배출하는 특별한 여과 장치입니다. 이러한 점에서 사구체는 일반 모세혈관과 기능적으로 큰 차이가 있습니다.

반면, 일반 모세혈관의 내피세포는 손상되더라도 빠르게 재생되며, 장 점막 상피세포는 약 3~5일마다 교체될 정도로 재생 속도가 매우 빠릅니다. 따라서 장 점막이나 일반 모세혈관 관리는, 척추·관절 질환자 기준 섭취량의 절반만으로도 충분한 효과를 기대할 수 있습니다.

참고로, 당뇨가 있거나 당뇨 전 단계에 해당하시는 분들께는 '채움후'를 권장드립니다. 그 외의 경우에는 두 제품 중 어느 것을 선택하셔도 무방합니다.

4. 스피센스골드

'**스피센스골드**'는 만성 신장병 환자의 건강 관리에 가장 최적화된 천연 영양제입니다. 이 제품에는 천연 종합 영양제로 알려진 스피루리나(18종의 단백질, 희귀 미네랄, 5대 필수 영양소, 총 49종의 영양소)를 비롯해 병풀 추출물, 삼백초 등이 함유되어 있습니다.

병풀 추출물은 강력한 항산화 및 항염 작용을 통해 피부와 점막 조직의 재생을 촉진하고, 미세혈관 기능 개선에도 도움을 주는 성분으로 잘 알려져 있습니다. 특히 병풀의 주 유효 성분인 마데카소사이드는 피부 재생과 염증 완화에 탁월한 효과를 보여, 1970년 국내 최초의 상처 치료제인 '마데카솔'의 주성분으로 사용되면서 그 효능이 알려지기 시작했습니다.

또한 일부 연구에서는 병풀이 정맥순환 장애와 하지 부종 증상을 완화하는 데에도 효과가 있음이 관찰되었으며, 이러한 효과를 바탕으로 정맥순환 개선제인 '센시아'의 원료로도 활용되고 있습니다.

삼백초는 중국의 본초학 서적인 『당본초』와 『본초습유』에 따르면, 수종과 각기(脚氣)를 치료하고, 대소변을 원활하게 하며, 가래를 삭이고 막힌 기운을 풀어주는 효능이 있는 것으로 기록되어 있습니다. 또한 복부의 딱딱한 덩어리를 없애고, 종기나 종창을 치료하며, 자궁이 아래로 처지는 증상에도 효과가 있는 것으로 알려져 있습니다.

이러한 전통 문헌의 기록을 바탕으로 실험을 진행한 결과, 다음과 같은 효능을 확인할 수 있었습니다. 특히 근육 수축을 유도하는 작용이 매우 강하게 나타나, 적정 섭취량을 설정하는 데 상당한 시간이 소요되었습니다. 섭취량이 조금만 초과되어도 운동 중 근육이 과도하게 수축하는 현상이 관찰되었으며, 이러한 점을 통해 이 성분이 오랜 기간 자궁 하수 증상 개선에 활용되어 온 이유를 알 수 있었습니다. 이러한 작용 특성은 역류성 식도염, 요실금, 변실금, 탈항 등 골반저 기능 장애와 관련된 다양한 임상 증상 개선에도 적용될 것으로 판단됩니다.

또한 복부에 생긴 딱딱한 덩어리를 완화하는 효과가 확인되었으며, 신부전 및 투석 환자에게 흔히 나타나는 피부 소양증 증상 개선에도 도움이 되었습니다.

신장 질환 환자들은 체내에 요독 물질이 쌓이면서 피부소양증을 자주 겪지만, 일반적인 피부질환 치료제는 신장 기능에 부담을 줄 수 있어 사용에 제한이 있습니다. 반면, 삼백초는 전통 한의학에서 오랫동안 피부소양증 치료에 사용되어 왔으며, 안전하게 사용할 수 있다는 장점이 있습니다.

최근 리뉴얼된 '스피센스골드'에는 삼백초 추출물과 병풀 추출물이 각각 15% 함유되어 있습니다.

특히 주목할 점은, 스피루리나가 1g당 약 70~100mg의 칼륨을 함유하고 있음에도, 기존 경험에 따르면 이 칼륨은 일반적인 채소나 잡곡에 들어 있는 칼륨과 달리, 신장 질환 환자가 섭취해도 혈중 칼륨 수치를 높이지 않았다는 것입니다.

칼륨은 대표적인 미네랄 중 하나로, 이 외에도 철분, 칼슘, 마그네슘, 아연, 셀레늄, 망간, 크롬 등 다양한 미네랄이 풍부하게 포함되어 있습니다. 또한 비타민 B군의 보고라 불릴 만큼, 비타민 B1, B2, B3, B6, B12를 비롯해 비타민 A(β-카로틴), 비타민 E, 비타민 K까지 다양한 비타민을 골고루 함유하고 있습니다.

뿐만 아니라, 18종의 아미노산을 모두 함유하고 있으며, 흡수율도 85~95%에 달해 동물성 단백질에 필적할 만큼 우수한 아미노산 가치를 지니고 있습니다.

'스피센스골드'는 만성 신장병 환자에게 가장 적합한 천연 영양제인 또 하나의 이유는, 하루 권장량의 두 배를 섭취하더라도 부작용이 없기 때문입니다.

저는 오랜 세월 동안 기능성 식품을 개발하며 수많은 시행착오를 겪었습니다. 그 과정에서 가장 깊은 깨달음은, 특정 성분만을 인위적으로 추출하거나 합성해 단일 영양소 형태로 만든 제품과 관련된 것이었습니다. 이러한 제품들은 초기에는 눈에 띄는 효과를 보이기도 했지만, 시간이 흐르면서 오히려 체내의 자연스러운 균형을 무너뜨리고 약물처럼 부작용을 유발하는 경우가 적지 않았습니다.

이 경험은 저에게 '자연의 조화'가 얼마나 중요한지를 일깨워 주었고, 이후 개발 방향을 근본적으로 바꾸는 계기가 되었습니다. 비타민조차 예외는 아니었습니다. 인체에 진정한 치유와 안정적인 효과를 주는 것은 자연의 복합성과 정교한 상호작용을 그대로 담은 천연 원료뿐임을 깨달았습니다.

이는 오랜 체험을 통해 얻은 확신이며, 자연의 지혜를 거스르지 않는 길이야말로 건강을 지키는 가장 근본적인 방법임을 절감하게 되었습니다.

5. 에이스굼 6. 아미노굼

'에이스굼'과 '아미노굼'은 굼벵이를 주원료로 제조된 제품으로, 굼벵이는 혈액 응고 조절에 도움을 주는 천연 항혈전 및 지혈 작용을 지닌 식용 곤충입니다. '에이스굼'은 굼벵이 60%에 헛개나무, 구기자 등 효능을 높이는 천연 원료 40%가 함유된 제품이며, '아미노굼'은 굼벵이 80%와 청국장 분말 20%로 구성되어 있습니다.

굼벵이의 전통적 이용과 역사

문헌 조사를 통해 확인한 바에 따르면, 굼벵이는 『동의보감』, 『본초강목』 등 고대 한의학서에도 수록되어 있을 만큼 오랜 기간 그 약효가 인정되어 왔습니다. 이는 필자와 환자들이 직접 경험한 사례들과도 일치하며, 굼벵이가 전통적으로 다양한 질환의 치료에 활용되어 온 사실을 뒷받침해 줍니다.

해당 문헌들에서는 굼벵이가 주로 지혈, 소염, 해독 목적으로 사용되었으며, 특히 내출혈, 혈뇨, 종기, 상처 치료에 효과적인 약재로 소개되어 있습니다. 또한 중국의 고대 의학서에서도 굼벵이는 강장 작용, 항염 효과, 기혈 순환 촉진 등 다양한 효능을 지닌 약재로 기록되어 있어, 동아시아 전통 의학 전반에서 그 가치를 인정받아 왔음을 확인할 수 있습니다.

굼벵이에 대한 현대 과학적 연구

현대 과학적 연구에 따르면, 굼벵이는 필수 아미노산을 비롯해 단백질과 다양한 기능성 효소가 풍부하게 함유되어 있어, 건강 증진에 유의미한 효과를 지니는 것으로 입증되고 있습니다. 특히 항염 작용과 면역력 강화 효과가 과학적으로 확인되었으며, 간 보호에 도움을 주는 효능도 보고되고 있습니다.

특히 굼벵이는 혈액 응고를 조절하고, 혈전 형성 및 혈소판의 비정상적인 응집을 억제하는 생리활성 물질을 함유하고 있는 것으로 밝혀졌습니다.

2017년 농촌진흥청의 'Top5 융복합 프로젝트' 중 하나인 '곤충 이용

식품 및 의약 소재 개발' 연구에서, 경북대학교와 충남대학교 공동 연구진은 굼벵이에서 분리한 '인돌 알칼로이드' 성분이 혈전 치료와 혈행 개선에 효과가 있음을 과학적으로 입증하였습니다.

이 연구는 굼벵이에서 유래한 인돌 알칼로이드의 항혈전 효과를 규명하여, 향후 혈전 치료제 개발에 중요한 기초 자료로 평가받고 있습니다. 경동맥에 혈전이 형성된 쥐에게 굼벵이 추출 인돌 알칼로이드를 투여한 실험에서 혈전 크기가 현저히 감소했으며, 혈전 생성이 최대 50%까지 억제되었습니다. 또한, 다른 연구에서는 혈전증이 있는 쥐에게 인돌 알칼로이드를 투여하여 혈액 응고를 촉진하는 콜라겐과 혈관을 수축시키는 에피네프린에 의한 치사율을 약 70%까지 낮추는 데 성공하였습니다. 해당 연구 결과는 국제 학술지인 『Journal of Cellular and Molecular Medicine(JCMM)』에 게재되었습니다.

앞서 제시한 사례 분석에서 확인할 수 있듯이, 눈·코·잇몸 출혈이나 피부 멍 등 항혈전제의 출혈 부작용을 겪는 환자나, 만성 신부전으로 투석 중인 환자가 치질 수술 후 지혈에 어려움을 겪는 위중한 상황에서 굼벵이가 발휘한 효과는 기존의 의학적 통념으로는 쉽게 설명하기 어려운 결과였습니다.

심혈관 및 뇌혈관 질환 환자는 혈전 형성을 예방하기 위해 항혈전제 복용이 반드시 필요합니다. 항혈전제는 주로 항혈소판제와 항응고제로 나뉘며, 모두 출혈 위험을 동반한다는 점을 유의해야 합니다. 이로 인해 위장관 출혈뿐 아니라 눈, 코, 잇몸 등 점막 출혈과 피부 멍 등의 증상이 발생할 수 있습니다.

또한 소화불량, 오심, 구토 등의 위장관계 부작용과 함께 두통, 어지러움 등의 신경계 증상도 보고되고 있습니다.

특히 항혈전제는 약효가 강할수록 출혈 부작용의 위험도 그만큼 커집니다. 그럼에도 불구하고, 심·뇌혈관 질환이 있거나 스텐트 시술이나 관상동맥우회술을 받은 환자에게는 항혈전제 복용이 필수적입니다. 부작용의 우려가 크더라도, 약을 중단할 경우 훨씬 더 큰 위험에 처할 수 있어 어쩔 수 없는 선택이기도 합니다.

혈전은 손상된 혈관을 치유하는 과정에서 형성되며, 이는 상처 부위에 딱지가 생겨 출혈을 막는 것과 유사한 역할을 합니다. 그러나 혈전이 과도하게 생성되면 혈관을 막아 신장마비나 뇌졸중 같은 생명을 위협하는 응급 상황으로 이어질 수 있습니다. 따라서 심뇌혈관 질환을 가진 환자들은 혈전이 생겨 발생할 수 있는 합병증을 예방하기 위해 항혈전제를 꾸준히 복용해야 합니다.

이처럼 심·뇌혈관 질환 환자들은 장기간 항혈전제를 복용해야 하므로, 굼벵이의 중요성은 아무리 강조해도 지나치지 않습니다.

굼벵이는 혈전 형성과 과도한 혈액 응고를 억제하는 동시에, 혈소판 응집을 조절하여 출혈을 예방하는 작용을 합니다. 특히 혈소판 수치가 낮아 멍이 잘 들거나 출혈 위험이 있는 경우에는, 혈소판의 활성과 생성을 촉진하여 상처 발생 시 지혈 효과를 높이는 것으로 알려져 있습니다.

이에 따라 '에이스굼'이나 '아미노굼' 등 굼벵이 제품은, 뇌혈관·심혈관 질환으로 장기간 항혈전제를 복용한 후 신장 질환이 발생한 환자에게 적극 권장됩니다. 특히 만성 신부전 환자나 혈액투석을 받고 있는 분들 중 항혈전제를 복용하고 있다면, 반드시 함께 복용할 것을 권장드립니다.

아울러, 신장 질환이 있으면서 가슴 통증, 압박감, 호흡 곤란 등 심장 관련 증상이 반복된다면, 검사 결과에 특별한 이상이 없더라도 굼벵이 제품을 반드시 복용하시길 권장드립니다.

신장 질환은 뇌혈관 및 심장 질환과 밀접하게 연관되어 있습니다. 신장 기능이 저하되면 혈압 조절과 체액 균형에 문제가 생겨 동맥경화가 악화될 수 있으며, 이로 인해 뇌졸중이나 심근경색과 같은 심뇌혈관 질환 발생 위험이 크게 높아집니다. 우리나라에서는 뇌졸중이나 심근경색으로 인한 사망률이 비교적 낮은 편이지만, 미국은 이와 달리 매우 심각한 상황입니다.

미국 질병통제예방센터(CDC)에 따르면, 미국 성인의 약 10%가 3기 이상의 만성 신부전을 앓고 있으며, 2,000만 명 이상의 환자가 있는 것으로 집계됩니다. 하지만 이 중 투석이나 신장 이식 수술을 받는 환자는 극히 일부에 불과합니다. 대부분의 3기 이상 만성 신부전 환자는 투석이나 이식이 필요하기 전 심혈관계 질환으로 사망하는 경우가 많기 때문입니다.

이러한 심각한 상황은 미국이 세계에서 1인당 육류 소비량이 가장 높은 국가라는 점과도 밀접한 관련이 있습니다. 미국의 1인당 연간 육류 소비량은 약 149kg(327.8파운드)로, 이는 전 세계 평균인 약 42kg의 약 3.5배에 달합니다.

굼벵이는 예로부터 생으로 먹거나 볶거나 구워 섭취했으며, 끓여 달인 물을 마시는 방식으로도 이용되었습니다. 또한 말린 굼벵이를 가루로 만들어 복용하기도 했지만, 이러한 형태는 섭취와 휴대가 불편하다는 단점이 있었습니다. 해당 제품은 과립 형태로 만들어져 간편하게 섭취할 수 있으며, 1회분씩 개별 포장되어 휴대와 복용이 매우 편리합니다.

7. 샤크플러스

'샤크플러스'는 상어 연골(Shark cartilage)에서 추출한 성분을 주원료로 한 제품입니다. 상어 연골에는 콘드로이틴 황산을 비롯해 글리코사미노글리칸, 칼슘, 인, 콜라겐 등 뼈와 연골, 결합조직의 구조와 기능 유지에 필수적인 생리 활성 성분들이 풍부하게 함유되어 있습니다. 이러한 성분들은 인체를 이루는 33개의 척추뼈와 그 사이의 추간판(디스크), 어깨, 고관절(잉딩이 관절), 무릎 등 약 260여 개의 관절과 연골의 생리적 기능을 보호하고 재생하는 데 매우 적합한 물질입니다.

특히 주목할 점은, 상어 연골의 글리코사미노글리칸(GAG)이 글루코사민처럼 연골 보호와 항염 효과를 보이면서도 혈당에는 영향을 주지 않아, 당뇨 환자도 안심하고 섭취할 수 있다는 것입니다.

부원료인 우슬초(쇠무릎)에는 염증과 통증을 줄여주는 자연 성분이 들어 있습니다. 이 성분은 우리 몸에서 염증과 통증을 일으키는 효소(COX)의 활동을 막아주고, 염증을 일으키는 물질인 프로스타글란딘의 생성을 줄여서 염증 완화와 통증 감소에 도움을 줍니다.

특히, 우슬초는 자연 유래 성분이라 효과가 강하지는 않지만, 병원에서 쓰는 진통소염제와 달리 위장 문제나 심장 관련 부작용이 없어 장기간 섭취해도 안전하다는 장점이 있습니다.

일반적으로 사용되는 진통·소염제(이부프로펜, 아스피린, 나프록센 등)

는 COX 효소의 활성을 억제하여, 염증 매개물질인 프로스타글란딘의 생성을 감소시킴으로써 염증 반응, 통증, 부종, 발열 등을 완화하는 효과가 있습니다.

그러나 이러한 약물은 위염, 위궤양, 위장 출혈뿐만 아니라 심근경색, 뇌졸중, 신장 기능 저하, 혈소판 응집 억제에 따른 출혈 위험 증가 등 다양한 부작용을 일으킬 수 있으므로, 장기간 복용은 반드시 피해야 합니다. 특히 신장 질환이 있는 환자라면 더욱 주의가 필요합니다.

신장병을 앓게 되면 허리디스크나 척추관 협착증과 같은 척추 질환이 함께 나타날 가능성이 높아집니다. 이는 신장 기능 저하로 인해 체내 노폐물과 염증이 축적되어 척추와 관절 주변 조직에 영향을 미치고, 근육과 인대가 약해지기 때문입니다. 특히 만성 신부전 환자는 체내 수분과 전해질의 불균형으로 인해 척추에 가해지는 부담이 커지면서, 척추 질환이 더욱 악화될 수 있습니다. 이미 척추 질환을 앓고 있는 경우에는 말할 것도 없고, 특히 혈액투석을 받는 환자들은 이러한 증상이 더욱 심해질 수 있습니다. 이는 투석 과정에서 부갑상선 호르몬이 과도하게 분비되어, 뼈에서 칼슘이 지속적으로 빠져나가기 때문입니다. 이로 인해 골다공증이나 기타 척추·관절 질환이 흔하게 발생하며, 뼈의 칼슘이 부족해지면 작은 충격에도 쉽게 골절이 생길 수 있습니다.

따라서 신장병 환자들은 척추와 관절에 별다른 증상이 없더라도 미리 뼈와 연골을 철저히 관리해야 하는데, 그에 가장 적합한 제품이 '샤크플러스'입니니다.

만성 신부전 환자에게는 병원에서 칼슘을 처방해 주지만, 뼈와 연골을 함께 관리하려면 칼슘만으로는 부족합니다. 특히 신장 질환 환자에게 진통소염제는 마치 '극약'과 같아, 복용을 피해야 하므로 미리 예방하는 측면에서도 '샤크플러스'는 가장 적합한 제품이라고 할 수 있습니다. 예방 차원에서는 하루 권장량의 절반만으로도 충분해, 부담 없이 꾸준히 섭취할 수 있습니다.

8. 녹천파워맥스

'녹천파워맥스'는 만성 신장병 환자 중 추간판 탈출증, 척추관 협착증 등 만성 척추 질환을 동반한 경우, 또는 해당 질환으로 인해 신경 차단술, 고주파 열치료, 감압술, 후방 고정술 등의 시술이나 수술을 받은 이후에도 통증, 감각 이상, 운동 기능 저하 등 신경학적 후유증이 지속적으로 나타나는 환자에게 적합한 제품입니다.

특히 요추, 흉추, 경추를 포함한 척추 전반에 걸쳐 광범위한 신경 증상 및 기능 장애를 보이는 환자에게 유용합니다.

주요 원료는 '천마(天麻)'이며, 이 외에도 녹각, 상어 연골, 콜라겐 등의 성분이 함유되어 있습니다. 이러한 성분들은 손상된 척추 뼈, 디스크(연골), 인대, 힘줄, 신경 등 연부조직의 회복과 재생을 돕는 데 중요한 역할을 합니다.

천마는 수술 후유증이나 퇴행성 디스크, 척추관 협착증 등으로 인해 장기간 압박을 받아 손상된 신경의 회복에 핵심적인 역할을 합니다. 한의학에서는 오랜 세월 동안 천마를 두통, 현기증, 중풍, 신경쇠약 등 뇌신경계 질환의 치료에 널리 활용해 왔습니다.

또한 천마는 칼슘, 마그네슘, 칼륨 등 주요 전해질의 균형을 잘 갖춘 천연 약재로, 맥박이 빠르거나 불규칙한 부정맥 증상 개선에도 효과적입니다. 자연 유래 성분이라 안전성이 높고, 부작용 부담 없이 꾸준히 섭취할 수 있습니다.

부정맥은 심장의 정상적인 박동 리듬이 깨진 상태를 말합니다. 병원에서는 이를 조절하고 치료하기 위해 다양한 약물을 사용합니다. 특히 만성 신부전 환자에게서 부정맥은 매우 흔한 합병증으로 나타나며, 그중에서도 심방세동의 발병률이 높습니다. 따라서 부정맥 증상이 있으시다면, 다음 페이지에 안내된 병원 처방 약물의 종류, 효과, 부작용 정보를 꼭 참고하신 후, 자신에게 가장 안전하고 적절한 치료법을 선택하시길 바랍니다.

부정맥 치료제의 효과와 부작용

1. **나트륨 채널 차단제**는 심장의 전기 신호가 지나치게 빠르게 전달되는 것을 막아 부정맥을 조절합니다. 그러나 부정맥이 악화되거나 혈압 저하, 어지럼증, 소화기 불편감을 일으킬 수 있습니다.

2. **베타 차단제**는 심장의 박동을 늦추고 부담을 줄여 부정맥은 물론 협심증과 심부전 치료에도 활용됩니다. 다만 피로감, 저혈압, 서맥, 호흡 곤란 등의 부작용이 나타날 수 있습니다.

3. **칼슘 채널 차단제**는 심장으로 들어오는 칼슘의 양을 줄여 맥박과 수축력을 낮추며, 특히 심방에서 발생하는 부정맥에 효과적입니다. 부작용으로는 혈압 저하, 서맥, 변비, 부종이 보고됩니다.

4. **칼륨 채널 차단제**는 심장이 다음 박동을 준비하는 시간을 늘려 다양한 형태의 부정맥을 억제합니다. 그러나 장기간 사용 시 갑상선, 폐, 간의 기능 이상이나 피부 발진, 광과민 반응이 동반될 수 있습니다.

9. 진침향

침향은 주로 베트남, 태국, 인도네시아 등지에서 생산되며, 산지와 품질에 따라 가격도 다양합니다. 그중 베트남산 침향은 품질이 좋기로 유명하지만 여행을 다녀오신 분들은 아시겠지만, 일반적으로 사용하기에는 가격 부담이 적지 않습니다. 그러나 '진침향'은 태국산 침향 중에서도 고품질로 분류되는 '크라스나 침향'을 엄선하여 사용함으로써, 합리적인 가격에도 불구하고 탁월한 효능을 제공합니다.

침향에 관한 다양한 연구 자료와 학술 논문에 의하면 침향은 예로부터 신장 기능을 강화하고 신(腎)의 기운을 북돋는 약재로 널리 활용되어 왔습니다. 일부 실험적 연구에서는 침향이 이뇨 작용을 촉진하여 소변 배출을 돕고, 그로 인해 부종 완화에도 일정한 효과를 보일 수 있다는 가능성도 보고되었습니다.

하지만 제가 직접 신장병 환자들을 관찰한 경험에 비추어 보면, 문헌에 기록된 것만큼 신장에 대한 임상 효과가 다른 제품들에 비해 뚜렷하지는 않았습니다. 오히려 침향이 꼭 필요한 분들은 대부분 오랜 시간 만성적인 스트레스에 시달려온 분들이라는 점을 알게 되었습니다.

스트레스가 만병의 근원이라는 사실은 누구나 부인하기 어려울 것입니다. 스트레스의 원인은 질병, 과로, 인간관계, 재정 문제 등 육체적·심리적으로 매우 다양하지만, 이를 효과적으로 관리하는 일은 생각보다 쉽지 않은 것 같습니다.

저의 경험으로 볼 때, 스트레스 증상을 완화하는 데 침향만큼 뛰어난 효과를 발휘하는 성분은 없었습니다. 침향의 가장 큰 특징은 차가운 기운을 위로 올리고 뜨거운 기운을 아래로 내려주는 '수승화강(水昇火降)' 작용에 있습니다. 갱년기 여성에게 흔히 나타나는 상열하한증(上熱下寒) 완화에도 뛰어난 효과를 보였습니다. 침향은 상체는 덥고 하체는 차가운 증상에 탁월하여 불면, 짜증, 안면홍조 등 다양한 갱년기 증상 완화에 많은 도움을 주었습니다.

진침향은 오랜 세월 동안 최고의 한방 약재로 인정받아 온 태국산 크라스나 침향에, 서로 상승작용을 돕는 자연 약재들을 배합하고 발효시켜 만든 환(丸) 형태의 제품입니다.

만성 신장질환 환자에게 스트레스 관리는 무엇보다 중요합니다. 스트레스가 계속되면 질환의 악화를 막는 것이 거의 불가능해지기 때문입니다.

생활 속 신장병 식사 가이드

앞서 소개한 제품들은 인공 합성 성분을 전혀 사용하지 않고, 순수 천연 원료만으로 만들어져 자연 그대로의 생명력을 담고 있습니다. 이를 통해 신장의 해독과 여과 기능을 돕고, 손상된 신장 세포의 회복과 재생을 촉진하며, 식단에서 부족한 영양소까지 보충해 줍니다.

하지만 신장병 진단 시점에는 이미 사구체 손상이 상당히 진행된 상태입니다. 게다가 병원에서 처방되는 약물은 부작용을 동반하기 때문에, 이러한 부작용을 완화하는 데 제품의 상당 부분이 사용된다는 점도 염두에 두어야 합니다.

따라서 신장병 진단을 받았거나 현재 투석 중이거나 신장 이식을 받은 경우라면, 이제 집중해야 할 과제는 인체에 꼭 필요한 다섯 가지 기본 영양소와 그 역할을 정확히 이해하고 이를 식이에 올바르게 적용하는 것입니다.

누차 말씀드렸듯, 신장병으로 진단된 환자는 이미 사구체의 상당 부분이 섬유화된 상태에 있습니다. 이로 인해 혈액 여과 기능이 점차 약화되며, 질환이 진행되어 투석이나 신장이식이 필요한 말기 단계에 이르면 사구체 여과 기능은 정상의 약 10~15% 수준까지 감소합니다.

따라서 남아 있는 신장 기능을 최대한 보존하려면 단백질, 탄수화물,

지방, 비타민, 무기질 등 주요 영양소를 균형 있게 섭취하는 것이 매우 중요합니다. 이런 식이 관리와 영양치료를 병행하면 신장 기능의 추가적인 악화를 예방할 수 있으며, 이미 투석을 받거나 신장이식을 받은 환자에서도 합병증 발생과 면역력 저하를 최소화할 수 있습니다.

생명 유지에 필수적인 5대 영양소

1. 탄수화물

탄수화물은 뇌와 신경세포에 꼭 필요한 주요 에너지원으로, 쌀, 밀, 옥수수 등 곡물에 풍부하게 들어 있습니다. 섭취하고 남은 탄수화물은 지방 형태로 저장되며, 에너지가 필요할 때 다시 사용됩니다.

2. 단백질

단백질은 소, 돼지, 양, 염소, 닭, 오리, 생선 등 다양한 육류와 어류에 풍부하게 함유되어 있으며, 세포의 생성과 회복, 면역 기능 유지에 꼭 필요한 영양소입니다.

3. 지방

지방은 1g당 9kcal의 높은 에너지를 제공하며, 세포막을 구성하고 호르몬 생성과 지용성 비타민 흡수에 꼭 필요한 영양소입니다. 이와 더불어 체온 유지와 장기 보호에도 중요한 역할을 합니다. 동물성 지방은 주로 포화지방으로, 삼겹살, 닭 껍질, 달걀 노른자 등에 많이 들어있고, 불포화지방이 풍부한 식물성 지방은 올리브유, 아보카도, 견과류, 씨앗류에서 주로 얻을 수 있습니다.

4. 비타민

채소와 과일에 풍부한 비타민은 소량만 필요하지만, 건강 유지와 생명 활동에 필수적입니다. 우리 몸에서 충분히 만들지 못하기 때문에 반드시 음식으로 섭취해야 하며, 신진대사를 돕고 에너지 생성, 세포 보호, 면역력 강화, 성장과 발달 지원, 항산화 작용 등 다양한 기능을 수행합니다.

5. 무기질(미네랄)

채소, 과일, 해조류에 풍부하게 함유된 무기질은 비록 소량만 필요하지만, 생명 유지에 필수적인 영양소입니다. 각 미네랄은 고유한 기능을 가지고 있으며, 에너지 생성, 단백질 합성, 상처 회복 등 다양한 생리 작용에 관여합니다. 또한 효소의 보조 인자로 작용하여 근육 수축, 신경 전달, 뼈 형성, 체내 수분 및 전해질 균형 유지 등에도 중요한 역할을 합니다.

이처럼 우리 몸에 꼭 필요한 3대 영양소인 탄수화물, 단백질, 지방은 자동차의 연료이자 엔진 부품에 비유할 수 있습니다. 하지만 연료가 충분하다고 해서 자동차가 문제없이 잘 달리는 것은 아닙니다. 엔진오일이나 냉각수가 부족하면 자동차가 멈추거나 고장 나듯, 비타민과 무기질 같은 미량 영양소가 부족하면 우리 몸도 에너지를 제대로 만들지 못하고 각 장기와 조직을 건강하게 유지하기 어렵습니다.

특히 현대인의 식단은 가공식품과 동물성 단백질 위주로 치우치면서 채소와 과일 섭취가 크게 줄어들었고, 이로 인해 미량 영양소 결핍이 한층 심화되고 있습니다.

더욱이, 미국 농무부(USDA)의 데이터베이스를 기반으로 1970년대와 현재의 채소·과일 영양 성분을 비교한 결과, 브로콜리의 칼슘과 비타민 A 함량은 약 50%, 옥수수의 철분 함량은 최대 88%까지 감소한 것으로 나타났습니다.

농촌진흥청의 식품성분표 자료를 바탕으로 한 분석에 따르면, 1981년부터 2021년까지 국내 채소류에서는 대체로 영양소 함량이 하락하는 경향이 관측되었습니다. 과채류에서는 단백질, 지질, 칼슘, 철, 티아민, 리보플라빈, 아스코르브산 등이 감소 경향을 보였고, 뿌리채소에서는 에너지, 단백질, 지질, 회분, 칼슘, 티아민, 리보플라빈, 니아신, 아스코르브산 등이 감소하는 경향이 있었으며, 잎채소에서는 에너지, 단백질, 지질, 인, 철, 니아신, 아스코르브산 등이 감소 경향을 나타냈습니다.

이처럼 미량 영양소가 크게 줄어든 주된 원인은 같은 땅에서 반복 경작하는 방식과 빠른 속성 재배 등 현대 농법에 있습니다. 여기에 화학 비료와 농약 사용, 하우스 재배 방식까지 더해지면서, 오늘날 채소와 과일은 겉보기에는 멀쩡해 보여도 실제로는 '겉만 멀쩡한 영양실조 식품'이 되어버렸습니다.

더 큰 문제는 이렇게 영양이 줄어든 채소와 과일조차 충분히 섭취하지 않는 사람이 많다는 것입니다. 대신 햄, 소시지, 베이컨, 라면 등 가공식품과 동물성 단백질 소비는 역대 최고 수준에 이르고 있습니다.

비타민과 미네랄의 결핍은 단순히 동물성 단백질의 대사에만 영향을 미치는 것이 아니라, 탄수화물과 지방의 정상적인 대사 과정에도 영향을 미쳐 에너지 생성 효율을 저하시킵니다. 그 결과 체내 노폐물 축적이 증가하며, 특히 간과 신장의 해독 및 배설 기능에 상당한 부담을 초래하게 됩니다.

신장은 우리 주먹 크기 정도로 작지만, 하루 동안 무려 1,800리터, 즉 드럼통 한 통 분량의 혈액이 이곳을 통과합니다. 이렇게 많은 혈액이 신장으로 모이는 이유는 혈액 속에 쌓인 노폐물을 걸러내어 몸 밖으로 배출하기 위해서입니다.

이뿐만 아니라 신장은 체액 내 전해질 균형과 산-염기 상태를 조절하며, 혈압을 정상 범위로 유지하는 데 필요한 호르몬을 생산합니다. 또한 조혈 호르몬인 에리스로포이에틴을 생성해 빈혈을 예방하고, 비타민 D를 활성화하는 효소를 만들어 뼈 건강에도 중요한 역할을 합니다.

하지만 루푸스 신염, 사구체신염, IgA 신증, 신증후군 등 다양한 신장 질환뿐만 아니라, 고혈압과 당뇨병으로 인한 만성 신장병 역시 이러한 중요한 신장 기능을 점차 손상시키며, 결국 정상적인 역할을 수행하지 못하게 만듭니다. 이러한 상태에서 비타민과 무기질이 결핍되면 신장 조직의 손상은 더욱 가속화될 수밖에 없습니다.

신장병 치료 약물이
체내 미량 영양소에 미치는 영향

만성 신장병 환자는 이미 비타민과 무기질이 부족한 상태에 놓여 있습니다. 여기에 질환으로 인한 식이 제한과 대사 변화가 겹치면서 결핍은 더욱 심화됩니다. 더 나아가 치료에 사용되는 약물까지 영향을 미치면, 영양소 부족은 한층 심각한 수준에 이르게 됩니다.

스테로이드제는 신장병 환자에서 칼슘과 비타민 D 대사를 억제하고 마그네슘 및 칼륨의 배설을 촉진하여 골다공증과 전해질 불균형을 악화시킬 수 있습니다. 또한 **면역억제제**는 저마그네슘혈증, 고칼륨혈증, 엽산 대사 장애를 유발하여 골대사 이상, 빈혈, 상처 치유 지연 등과 밀접하게 연관됩니다.

따라서 이러한 약물 치료를 시행할 때에는 신장 기능 저하로 인한 전해질 불균형을 충분히 고려하고, 미량 영양소의 상태를 면밀히 모니터링하며 적절한 보충이 이루어져야 합니다.

고혈압 약물(이뇨제 등) 중 일부 이뇨제는 몸에서 칼륨, 마그네슘, 아연을 소변으로 많이 배출하게 해 부족을 일으킬 수 있습니다. 반대로 칼륨을 보존하는 이뇨제는 혈중 칼륨이 지나치게 올라 고칼륨혈증을 유발할 수 있어, 신장병 환자에게는 위험할 수 있습니다.

당뇨병 약물(메트포르민)은 장기간 복용 시 비타민 B12 흡수를 저해하여 빈혈과 말초신경 손상을 유발할 수 있으며, 이는 이미 신장 기능이 저하된 환자에서 합병증 위험을 더욱 높일 수 있습니다. 아울러 인슐린 저항성을 개선하는 일부 약제는 체내 마그네슘 배설을 간접적으로 증가시켜, 신장병 환자에서 전해질 불균형과 영양 결핍을 악화시킬 수 있습니다.

고지혈증 약물(스타틴 등)은 콜레스테롤 합성 억제 과정에서 코엔자임 Q10 합성도 줄어들어, 피로감이나 근육통을 유발할 수 있으며, **담즙산 결합수지**는 지용성 비타민(A, D, E, K) 흡수를 방해합니다.

인 결합제 및 제산제는 체내 인을 낮추지만 동시에 칼슘, 마그네슘, 철분 흡수를 방해할 수 있습니다.

알루미늄 성분 제산제는 장기 복용 시 철분과 칼슘 결핍을 초래할 수 있습니다.

이처럼 신장병 치료에 필요한 약물은 필수적이지만, 그 대가로 체내 미량 영양소 소모는 피할 수 없습니다.

더욱이 만성 신장병 환자는 질환 자체와 약물 치료의 이중적인 영향으로 미량 영양소의 필요량이 증가합니다. 그러나 일부 영양소는 오히려 섭취를 제한해야 하는 제약이 있으며, 칼륨과 같은 필수 미네랄이 그 대표적인 예입니다.

칼륨은 혈압 조절, 신경과 근육 기능, 전해질 및 산-염기 균형 유지에 필수적이며, 과잉이나 부족 모두 심혈관 및 근육 기능 이상을 초래할 수 있어 만성 신장병 관리에서 적정 농도 유지가 매우 중요합니다.

한편, 당뇨병 치료 중에 만성 신장병 진단을 받았더라도, 칼륨 함량이 높은 현미나 통밀 같은 통곡물과 신선한 채소를 일정 수준 섭취할 수 있다면, 이는 신장 기능이 급격히 저하되지 않고 있다는 긍정적인 신호로 볼 수 있습니다.

칼륨 섭취를 조절하기 위해 채소를 삶거나 데치는 방법이 활용되는데, 이 과정에서 칼륨이 줄어들긴 하지만 동시에 비타민 C, 일부 비타민 B군, 항산화 물질 등의 손실이 발생할 수 있다는 점도 고려해야 합니다.

칼륨을 비롯한 주요 전해질에는 나트륨, 칼슘, 마그네슘 등이 있으며, 다음으로 각 전해질이 인체에서 수행하는 중요한 역할을 살펴보겠습니다.

우리 몸속 전해질의 역할

- **칼륨(K⁺)**: 세포 내 삼투압 및 산-염기 균형 유지, 신경 자극 전달과 근육 수축 조절
- **나트륨(Na⁺)**: 체액의 삼투압 및 수분 균형 유지, 신경 자극 전달, 혈압 조절
- **칼슘(Ca²⁺)**: 근수축, 신경 전달, 혈액 응고
- **마그네슘(Mg²⁺)**: 효소 활성 조절, ATP 대사, DNA/RNA 합성, 근육 이완 및 신경 안정화

전해질 균형이 깨질 때 나타나는 증상

- **고칼륨혈증**: 심장 부정맥, 마비 위험
- **저칼륨증**: 심장 부정맥, 심박수 감소
- **고나트륨증**: 불안, 초조, 근육 떨림, 발작, 혼수
- **저나트륨혈증**: 혼란, 발작
- **고칼슘혈증**: 탈수, 근육 약화, 혼란, 의식 저하, 부정맥, 심한 경우 혼수
- **저칼슘혈증**: 손발 저림, 근육 경련, 테타니, 손가락·입 주위 감각 이상, 심한 경우 부정맥, 발작

살펴본 것처럼, 세포 안팎의 전해질 균형은 생명을 유지하는 데 필수적이며, 이를 조절하는 핵심 기관이 바로 신장입니다.

신장병 관리가 어려운 이유는 앞서 살펴보았듯 여러 가지가 있지만, 특히 까다로운 문제는 미량 영양소입니다. 신장 기능이 저하되면 미량 영양소의 필요량은 늘어나지만, 중요한 전해질인 칼륨은 제한해야 하기 때문입니다.

게다가 신장병 치료에 사용되는 약물은 체내 미량 영양소를 빠르게 소모합니다. 엎친 데 덮친 격으로, 미량 영양소 결핍은 채소와 과일에만 국한되지 않습니다.

일상적으로 섭취하는 소·닭·돼지 등 동물성 단백질뿐 아니라 쌀과 밀 같은 주요 곡류에서도 심각한 영양소 부족 현상이 나타납니다. 오늘날 대부분의 가축은 빠른 성장과 질병 예방을 위해 항생제와 성장호르몬제를 투여받으며 사육되며, 아연 등 각종 영양제도 합성 형태로 함께 공급됩니다. 곡류 또한 도정, 세척, 가공 과정에서 비타민과 미네랄이 상당량 손실되며, 특히 도정 과정에서는 전체 영양소의 70~90%가 사라집니다.

겉으로 보기에는 먹을거리가 넘쳐나지만, 실제로 안심하고 먹을 수 있는 식품을 찾기는 쉽지 않습니다. 미량 영양소에 관한 내용은 뒤에서 좀 더 자세히 다룰 예정입니다.

이제 신장병 환자가 섭취할 수 있는 단백질의 종류와 적정 섭취량에 대해 살펴보겠습니다.

저단백으로 지키는 신장 건강

신장병 환자에게 가장 중요한 것은 단백질을 과도하게 섭취하지 않는 것입니다. 하지만 육류를 완전히 끊거나 지나치게 제한하는 것도 바람직하지 않습니다. 단백질이 부족하면 몸은 에너지를 얻기 위해 근육을 분해하게 되고, 이로 인해 근육량이 감소하며 면역력이 저하되고, 혈중 크레아티닌 수치가 상승할 수 있습니다.

앞서 제시한 '영양치료 사례 분석'을 살펴보면, 영양치료의 효과가 뚜렷하게 나타난 사례와 그렇지 않은 사례가 혼재되어 있음을 알 수 있습니다. 이러한 차이는 주로 환자가 식이요법을 얼마나 잘 실천했는지에 따라 달라지며, 특히 동물성 단백질의 섭취량이 가장 중요한 변수로 작용하고 있습니다.

영양학에서 말하는 저단백식사는 체중 1kg당 0.6g 이하의 단백질을 섭취하는 것을 의미합니다. 예를 들어, 체중이 60kg인 사람은 하루에 약 36g의 단백질이 필요합니다. 이 양은 실제 식품으로 따지면, 생선이나 고기 약 150~180g 정도를 섭취해야 충족할 수 있습니다.

그러나 필자의 임상 경험에 따르면, 생선을 통한 단백질 섭취에서는 큰 문제가 없었으나, 육류를 한 끼에 80g 이상 섭취한 환자들 중 일부에서 가려움증이나 뾰루지 같은 전신 증상이 자주 나타났습니다. 이에 따라 육류 단백질 섭취량은 하루 80g 이하로 제한하고, 이를 두 끼로 나누어 섭취하도록 권장하고 있습니다. 특히 칼륨 관리로 인해 생채소 섭취가 제한된 환자의 경우, 이러한 섭취 기준을 더욱 엄격히 지키도록 지도하고 있습니다.

이 지침을 따른 환자들은 대부분 안정적인 상태를 꾸준히 유지하고 있습니다.

한편, 혈액투석 환자의 경우 국제신장학회(KDIGO)와 미국신장재단(KDOQI) 가이드라인에서는 투석 중 단백질 손실을 보완하기 위해 체중 1kg당 1.2~1.5g의 단백질 섭취를 권장하고 있습니다. 저 역시 이러한 권고를 참고해 임상에 적용해 보았지만, 최종적으로는 하루 약 100g의 단백질을 두 끼에 나누어 섭취하도록 지도하고 있으며, 대부분의 환자들이 양호한 상태를 잘 유지하고 있습니다.

특히 저는 오리고기 섭취를 적극적으로 권장합니다.

소고기, 돼지고기, 닭고기 등 일반적인 육류는 인 함량이 높아 대사 과정에서 산성 부산물이 많이 생성되고, 이로 인해 체내 산성화가 촉진될 수 있습니다.

반면, 오리고기는 불포화 지방산, 특히 오메가-3 지방산이 풍부하며, 철분, 셀레늄, 아연 등 미네랄도 균형 있게 함유하고 있어 산성 부산물 생성이 상대적으로 적습니다. 이 때문에 오리고기는 신장에 부담을 덜면서도 필요한 영양을 충분히 보충할 수 있어 일석이조의 식품이라 할 수 있습니다. 그러나 인과 지방 함량이 높은 껍질은 반드시 제거한 후 섭취할 것을 권장합니다.

생선 역시 양질의 단백질을 풍부하게 함유하고 있어, 만성 신부전 환자에게 중요한 단백질 공급원입니다. 하지만, 생선의 종류에 따라 체내 대사에 미치는 영향이 다를 수 있으므로 신중한 선택이 필요합니다.

비늘이 뚜렷한 생선인 대구, 명태, 가자미, 넙치, 조기, 도미, 농어, 전어 등은 지방과 퓨린 함량이 낮아 비교적 안전하게 섭취할 수 있습니다. 반면, 비늘이 없거나 비늘이 희미한 장어, 고등어, 꽁치, 정어리, 가다랑어, 방어, 삼치 등은 지방과 퓨린 함량이 높고, 지용성 독소가 축적될 가능성도 있어 신장 질환자나 요산 수치를 관리해야 하는 통풍 환자는 섭취를 엄격히 제한해야 합니다.

음식을 섭취하면 우리 몸에서는 다양한 노폐물이 생성되며, 앞서 말씀드린 바와 같이 비타민과 미네랄이 부족한 경우 이들 노폐물의 양이 더욱 증가해 신장에 과도한 부담을 주게 됩니다.

대표적인 노폐물로는 단백질이 아미노산으로 분해된 뒤 질소 대사를 거쳐 생성되는 요소, 퓨린이 분해되면서 만들어지는 요산, 그리고 근육 대사의 부산물인 크레아티닌이 있습니다. 이들 모두는 신장을 통해 배설되므로 신장 기능이 저하되면 체내에 쌓이게 됩니다.

육류뿐 아니라 정어리·멸치·꽁치·고등어·삼치 등 푸른 생선과 새우·게 같은 갑각류 및 조개류 역시 퓨린 함량이 높아 체내 요산 수치를 증가시킬 수 있으므로 각별한 주의가 필요합니다.

신장병 환자에게 적합한 단백질 종류와 하루 섭취 기준

만성 신장병 환자는 질 좋은 단백질을 섭취하는 것이 특히 중요합니다. 동물성 단백질(육류, 생선, 달걀 등)은 필수 아미노산이 균형 있게 포함된 완전 단백질로, 소화와 흡수가 용이하여 신장에 부담을 상대적으로 덜 줍니다. 반면, 식물성 단백질(콩, 견과류, 곡물 등)은 일부 아미노산이 부족하고, 섬유질과 함께 소화되면서 질소 부산물 배출이 느려 신장에 부담을 줄 수 있습니다.

물론 동물성 단백질 섭취를 금하면 혈중 크레아티닌 수치가 감소하고 사구체여과율(GFR)이 일시적으로 상승하여 신장 기능이 개선된 것처럼 보일 수 있습니다. 그러나 단백질 섭취가 장기간 부족할 경우 면역력이 저하되고 근육량이 감소하면서 오히려 신장 기능이 급격히 악화될 수 있습니다. 심한 경우에는 단백질 결핍으로 인해 조기에 투석 치료를 시작해야 하는 상황이 발생할 수도 있습니다.

신체에 효율적으로 흡수되고 활용되는 양질의 동물성 단백질 공급원으로는 쇠고기, 껍질을 제거한 닭고기와 오리고기, 양고기, 생선, 그리고 달걀(특히 흰자)이 대표적입니다. 단, 동물성 단백질은 섭취량을 적절히 조절하는 것이 무엇보다 중요합니다.

일반적으로 신장병 진단을 받은 성인(신장 170cm, 체중 65kg 기준)은 하루 약 80g의 육류를 두 끼로 나누어 섭취하는 것이 적절합니다. 한편, 투석 치료를 받거나 신장 이식을 받은 경우에는 하루 약 100g의 단백질을 두 번에 나누어 섭취하는 것이 권장됩니다.

하지만 우유, 치즈, 요거트 같은 유제품과 육류 내장, 콩, 멸치, 어묵, 가공육, 통조림 식품 등은 나트륨과 인이 많아, 환자의 잔여 신장 기능에 따라 섭취를 조절하거나 피해야 합니다.

나트륨(염분) 하루 섭취 기준

나트륨 하루 권장 섭취량은 소금으로 약 5g 이하입니다. 신장 기능이 떨어지면 나트륨 배출이 잘 안 돼 부종이나 고혈압, 심부전, 단백뇨 등이 악화될 수 있어 나트륨 섭취를 꼭 제한해야 합니다. 특히 만성 신부전 3~4기 환자는 가공식품을 피하고, 소금 대신 허브, 식초, 레몬즙으로 간을 하는 게 좋습니다. 신선한 재료로 직접 요리하고, 영양 성분표도 꼭 확인하는 습관을 가져야 합니다.

나트륨이 많은 식품의 예

1. **가공식품 및 인스턴트 식품:** 라면, 즉석국, 즉석찌개 (된장국, 미역국 등), 햄, 소시지, 베이컨 등 가공육류, 냉동식품, 레토르트 식품, 치즈, 특히 가공치즈

2. **조미료 및 양념류:** 간장, 된장, 고추장, 액젓, 굴소스, 새우젓, 멸치젓 등과 같은 소금에 절인 젓갈류, 조미김, 양념김 등

3. **짠 반찬류:** 김치류(배추김치, 총각김치, 깍두기 등), 장아찌류(오이장아찌, 마늘장아찌 등), 젓갈류(명란젓, 오징어젓 등), 건어물 안주류(오징어채, 마른멸치, 쥐포 등), 김치류(배추김치, 총각김치, 깍두기 등), 장아찌류(오이장아찌, 마늘장아찌 등), 명란젓, 오징어젓 등 젓갈류, 건어물

안주류(오징어채, 마른 멸치, 쥐포 등)

4. **외식 및 패스트푸드**: 치킨, 피자, 햄버거, 탕수육, 짬뽕, 자장면 등 중식류, 우동, 돈가스, 나베 등 일식류, 국물류 메뉴(설렁탕, 갈비탕 등)

5. **빵과 스낵류**: 식빵, 크래커, 베이글 등 일부 제과류, 포장 스낵 (감자칩, 새우깡 등)

칼륨(포타슘) 하루 섭취 기준

칼륨은 인체에 필수적인 미네랄이지만, 신장이 이를 제대로 배출하지 못하면 심장과 근육 기능에 심각한 이상이 발생할 수 있으므로 섭취량을 철저히 관리해야 하는 영양소입니다.

보건복지부와 한국보건산업진흥원이 발표한 '2020 국민건강영양조사'에 따르면, 한국인의 하루 평균 칼륨 섭취량은 약 3,100mg으로, 권장 섭취량인 4,700mg에는 미치지 못합니다. 이는 고혈압, 당뇨, 뇌혈관질환, 심혈관질환 등 다른 만성질환 환자에게는 부족한 양이지만, 만성 신장병 환자에게는 오히려 다행스러운 결과입니다. 만성 신장병 환자는 하루 칼륨 섭취를 2,000mg 이하로 제한해야 하는데, 현재 섭취량에서 조금만 줄이면 적정 수준에 도달할 수 있기 때문입니다.

칼륨은 나트륨 배출을 촉진해 혈압을 낮추는 데 도움을 줄 뿐만 아니라, 췌장의 베타 세포가 인슐린을 분비하는 데에도 중요한 역할을 합니다. 하지만 신장 기능이 저하된 환자는 체내 칼륨 농도가 높아질 경우 심장 부정맥, 근육 약화, 피로, 경련, 심계항진 등 심각한 합병증이 발생할 수 있으므로, 하루 섭취량을 2,000mg 이하로 엄격히 제한해야 합니다. 반대로 칼륨 섭취를 지나치게 줄이면 근육 약화, 피로, 경련, 심박 이상(부정맥, 두근거림) 등 여러 문제가 나타날 수 있으므로, 적정량을 균형 있게 섭취하는 것이 매우 중요합니다.

칼륨은 아래와 같은 방법으로 줄일 수 있습니다.

1. 채소는 껍질과 줄기를 제거하고 잘게 썬 뒤, 뜨거운 물에 2시간 이 상 담가두면 칼륨이 효과적으로 빠져나옵니다.

2. 채소를 데치거나 끓일 때는 많은 양의 물을 사용하면 칼륨이 더 잘 빠집니다. 끓인 물에는 칼륨이 많이 남아 있으므로 반드시 버려야 합니다.

3. 그러나 이러한 조리 방법으로도 칼륨은 원래 함량의 약 20~30% 정 도만 감소하므로, 칼륨 함량이 높은 식품은 되도록 피하는 것이 좋 습니다.

4. 저염 소금이나 저염 간장 제품에는 나트륨 대신 칼륨이 포함된 경우 가 많으니, 사용 전 반드시 성분표를 확인하시기 바랍니다.

칼륨 함량이 100g당 200mg 이하이면 '낮은 편'으로 분류합니다.

칼륨 함량이 낮은 채소군(생채소 100g 기준)

야 채	칼륨 함량(약, mg)	조리방법 및 참고
양상추	180	수분 많고 칼륨 낮음
숙주나물	120	데치면 더 낮아짐
콩나물	190	삶으면 칼륨 더 감소
오이	140	껍질 제거 시 칼륨 감소
양배추	150	데쳐서 섭취 권장

야 채	칼륨 함량(약, mg)	조리방법 및 참고
무	180	생으로도 적은 편
무청	160	생것 기준, 데치면 더 낮아짐
치커리	140	쌈 채소중 칼륨 낮은 편
달래	130	생으로도 소량 섭취시 적절
냉이	170	데쳐서 섭취 권장

칼륨 함량이 중간~높은 채소군(생채소 100g, 칼륨 함량 200~300mg이상)

야 채	칼륨 함량(약, mg)	조리방법 및 참고
배추	260	생배추 기준
가지	230	껍질에 칼륨 많음, 데치면 감소
피망	210	색깔별 차이 있음
양파	200~250	생양파 기준
마늘	500	소량 섭취 시 문제 없음
대파	270	데치면 낮아짐
팽이버섯	340	데쳐서 물 버리고 섭취
생표고	320	건표고는 훨씬 높음
당근	270	가열조리시 칼륨 일부 감소
풋고추	250	생고추 기준
더덕	330	데쳐서 섭취 권장

식품의 칼륨 함량

칼륨이 많은 식품	
곡류군	토란, 감자, 붉은팥, 녹두, 은행, 옥수수, 율무, 차조, 오트밀, 차수수, 검정쌀, 현미쌀. 토란과 감자. 토란과 감자는 영양학적으로 곡류군에 포함되기도 합니다. 이는 탄수화물 함량이 높아 에너지원으로 활용되기 때문입니다.
어육류군	노란콩, 검정콩, 건오징어, 잔멸치, 생선통조림, 치즈, 프랑크소세지, 로스햄, 런천미트, 조갯살, 깐홍합, 어묵

칼륨이 많은 식품	
채소군	물미역, 쑥, 시금치, 늙은호박, 머위, 죽순, 취, 양송이버섯, 아욱, 근대, 부추, 단호박
지방군	땅콩, 아몬드
과일군	멜론, 토마토, 바나나, 천도복숭아, 곶감, 앵두, 참외, 키위
열량보충간식	흑설탕, 초콜릿, 로얄젤리

칼륨이 적은 식품	
곡류군	흰쌀, 삶은 국수, 식빵, 박력분, 백설기, 가래떡
육류군	대부분의 육류에는 일정량의 칼륨이 들어 있지만, 안심과 같이 근육 조직 위주의 순살 부위나 껍질을 제거한 닭고기 부위는 상대적으로 칼륨 함량이 낮습니다. 또한, 삶거나 데치는 조리 방법을 사용하면 일부 수용성 칼륨이 제거되어 섭취량을 어느 정도 줄일 수 있습니다.
지방군	식용유, 참기름, 들기름, 버터 등 순수한 지방에는 칼륨 함량이 거의 없습니다.
과일군	사과, 배, 복숭아, 단감, 귤, 포도, 딸기, 블루베리, 라임

인 하루 섭취 기준

신장 기능이 떨어지면 몸에서 인 배출이 원활하지 않아 인이 쌓이기 쉽습니다. 이렇게 쌓인 인은 뼈에서 칼슘을 빼내 뼈를 약하게 만들고, 빠져나온 칼슘은 혈관, 폐, 눈, 심장 등 여러 장기에 침착되어 건강에 심각한 문제를 일으킬 수 있습니다. 그래서 음식으로 섭취하는 인의 양을 철저히 관리하는 것이 매우 중요합니다.

인은 다양한 식품에 포함되어 있으며, 그 흡수율은 식품 종류에 따라 차이가 있습니다. 식물성 식품에 들어 있는 인은 체내 흡수율이 50% 이하로 비교적 낮은 반면, 돼지고기, 소고기, 닭고기, 생선, 달걀, 유제품 등 단백질이 풍부한 동물성 식품에 포함된 인은 40~60% 정도로 더 잘 흡수됩니다.

만성 신장병 환자의 경우, 하루 인 섭취 권장량은 800~1000mg 이하로 제한되므로, 신부전 초기 단계부터 인 함량이 높은 식품은 철저히 조절해야 합니다. 특히 통조림 등 가공식품에는 인이 첨가된 경우가 많아 주의가 필요합니다.

현재 식품 포장에 인 함량이 표시되지 않아 정확한 섭취량을 알기 어렵기 때문에, 인산이 포함된 식품은 섭취를 제한하는 것이 좋습니다.

인산은 산미료, 산도 조절제, 팽창제, 안정제, 유화제, 산화 억제제 등으로 사용되며, 콜라, 가공육(햄), 스낵, 냉동식품 등에 주로 첨가됩니다.

단백질에 함유된 인 제거 조리법

칼륨은 물에 잘 녹아 물에 담그거나 삶는 과정에서 효과적으로 줄일 수 있지만, 인은 칼륨만큼 쉽게 줄어들지 않아 보다 적절한 조리법이 필요합니다.

예를 들어, 감자나 당근, 육류를 잘게 썰어 물에 넣고 끓이면 단백질 손실 없이 칼륨과 인 함량을 효과적으로 줄일 수 있습니다. 또한, 고기나 생선을 기름에 구운 후 표면에 남은 기름을 키친타월로 가볍게 닦아내면 포화지방 섭취를 줄이는 동시에 인 함량도 함께 낮출 수 있습니다.

이처럼 단백질 식품을 조리하면 인 섭취를 조절하면서도 충분한 단백질을 확보할 수 있습니다.

식품의 인 함량

인이 많은 식품	
곡류군	현미, 보리, 율무, 녹두, 붉은팥, 토란
어육류군	돼지고기, 닭고기, 쇠고기, 건오징어, 잔멸치, 생선통조림, 치즈, 햄, 런천미트, 깐홍합, 조갯살, 노란콩, 검정콩, 달걀, 메추리알, 두부, 연두부, 순두부
채소군	메밀묵, 느타리버섯, 양송이버섯, 쑥, 늙은호박
우유군	우유, 호상요구르트, 체다치즈, 모짜렐라치즈
기타	땅콩버터, 커피믹스

인이 적은 식품	
곡류군	흰쌀, 박력분, 삶은국수, 가래떡, 무설탕 씨리얼
어육류군	삶은고기
채소군	당근, 오이, 샐러리, 브로콜리, 풋고추, 생표고, 양상추, 무
지방군	식용유, 참기름, 들기름
과일군	대부분의 과일

지금까지의 내용을 살펴보셨다면, 식이요법을 꾸준히 실천하는 일이 결코 쉽지 않다는 점을 느끼셨을 것입니다. 평소 즐기던 음식은 물론, 예전처럼 맛집을 찾아다니며 느꼈던 작은 즐거움까지 포기해야 한다는 사실은 그 부담을 더욱 크게 느끼게 만듭니다.

그러나 이제는 제 기능을 하지 못하는 신장의 상태를 냉철하게 받아들이고, 부족한 기능을 배려해야 할 때입니다. 오랜 시간 몸에 밴 식습관을 바꾸는 일은 결코 쉽지 않지만, 투석이나 신장이식을 받고 살아가는 삶에 비하면 그 수고가 크다고 할 수는 없습니다.

최근 혈액투석을 받는 환자 수가 꾸준히 증가하면서, 건강보험 재정에도 상당한 부담이 되고 있습니다. 특히 투석 치료는 건강보험 산정특례 제도에 따라 환자가 치료비의 10%만 부담하고, 나머지 90%는 건강보험에서 지원하고 있습니다. 그렇기에 철저한 식이요법을 통해 투석을 예방할 수 있다면, 환자의 건강은 물론 국가 의료 재정에도 큰 도움이 될 것입니다.

이미 투석을 받고 있거나 신장이식을 받은 분들도 합병증 예방과 면역력 유지를 위해 철저한 관리가 필요합니다. 투석 환자는 심장질환이나 뇌혈관 질환 등 심혈관계 합병증으로 인한 사망 위험이 높고, 신장이식을 받은 환자는 평생 면역억제제를 복용해야 하는 부담이 있습니다. 면역억제제는 이식된 신장의 거부 반응을 막기 위해 면역 기능을 억제하므로, 면역력이 저하되는 것은 불가피합니다. 따라서 투석 환자나 면역억제제를 복용하는 환자는 영양치료와 식이요법을 통해 이러한 위험을 적극적으로 관리해야 합니다.

앞서 언급했듯, 면역억제제는 체내에서 마그네슘, 칼슘, 칼륨, 아연, 구리, 비타민 D 등 미량 영양소를 고갈시켜 근육 기능과 뼈 건강에도 영향을 미치게 됩니다.

4부

자연의 리듬에 맞춘 **휴식과 식이**

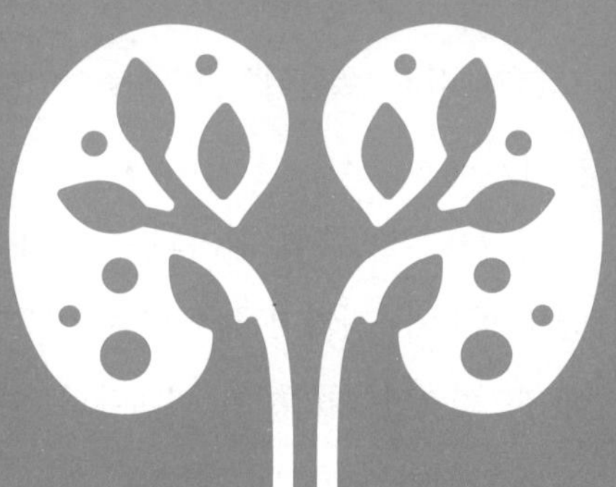

농사를 짓는 땅도 휴식이 필요합니다

2022년 기준, 국내 20세 이상 성인의 약 55%가 하나 이상의 만성질환을 앓고 있으며, 전체 사망자의 약 74%는 암, 심뇌혈관질환 등 주요 만성질환이 사망 원인으로 보고되었습니다. 신장병 또한 증가 추세를 보이며 심각한 수준에 이르고 있습니다.

대한신장학회가 발표한 「말기 콩팥병 팩트시트 2024」에 따르면, 2010년부터 2022년까지 말기 신장병 환자 수는 두 배로 증가했으며, 이 중 65세 이상 고령 환자가 전체의 59%를 차지합니다. 말기 신장병은 신장 기능이 거의 소실되어 혈액투석이나 신장이식과 같은 치료가 필요한 상태입니다.

이처럼 혈액투석 환자와 신장이식 환자, 그리고 다양한 만성질환으로 인해 매년 사망자가 늘어나는 이유 중 하나가, 에너지 생성과 효소 작용에 꼭 필요한 비타민과 미네랄의 부족이라는 사실에 얼마나 많은 사람들이 공감할지 모르겠습니다.

실제로 탄수화물·단백질·지방과 같은 3대 에너지원이 충분하더라도, 비타민과 미네랄이 부족하면 에너지 생성과 장기 건강은 제대로 유지되지 않습니다. 특히 칼슘, 마그네슘, 칼륨의 균형이 깨지면 혈압과 혈당 조절 능력이 떨어지고, 혈관 기능 저하와 인슐린 저항성 악화로 이어져 결국 만성 염증이 전신에 영향을 미치게 됩니다.

이런 상태에서는 탄수화물, 단백질, 지방 같은 기본 영양소를 조금만 과다 섭취해도 몸 곳곳에서 이상 신호가 나타납니다. 이는 마치 고장 난 자동차가 연료를 제대로 태우지 못해 매연을 뿜어내는 '불완전 연소'처럼, 건강이 무너지고 있다는 경고음과도 같습니다.

수많은 만성질환 중에서도 만성 신장병 환자의 식단 관리는 특히 까다롭습니다. 그 이유는 일반적으로 건강한 사람에게 꼭 필요한 영양소조차 이들에게는 오히려 해가 될 수 있기 때문입니다. 대표적인 예가 바로 칼륨입니다. 칼륨은 신장 질환이 없는 사람에게는 충분히 섭취할수록 좋은 미네랄입니다. 하지만 신장 기능이 저하된 환자에게는 그렇지 않습니다. 체내에서 칼륨이 제대로 배출되지 않으면 심장 리듬이 불규칙해지고, 심한 경우 부정맥을 유발해 심정지로 이어질 수 있기 때문입니다.

예전처럼 과일과 채소에 영양소가 풍부했다면, 이런 문제는 생기지 않았을 것입니다. 미량 영양소 결핍이 만성 신장병의 주요 원인 중 하나였지만, 이제는 오히려 과잉 섭취로 인한 위험 관리가 더 중요한 과제가 되어버린 것입니다.

이처럼 농작물의 미량 영양소가 크게 줄어든 주된 원인은 같은 땅을 반복 경작하는 방식과 빠른 속성 재배 등 현대 농법에 있습니다. 여기에 화학 비료와 농약 사용, 하우스 재배 방식까지 더해지면서, 오늘날 채소와 과일은 겉보기에는 멀쩡해 보여도 실제로는 '겉만 멀쩡한 영양실조 식품'이 되어버렸습니다.

겉과 속이 모두 건강한, 영양이 가득한 식물을 키우려면 무엇보다 토양을 회복시키는 것이 최우선 과제입니다. 이를 위해 잠시 농사를 멈추고 '휴경'을 시행하는 것이 반드시 필요합니다. 휴경 기간 동안 땅은 스스로 영양분을 채우고 미생물이 다시 늘어나면서, 식물이 건강하게 자랄 수 있는 환경을 되찾습니다. 이렇게 본래의 생명력을 회복한 토양은 다시 우리에게 풍성한 영양소를 되돌려줄 것입니다.

회복을 위한 쉼, 성경 속 안식년의 지혜

전 세계에는 수많은 종교와 경전이 존재하지만, 인간의 기원과 삶의 방식, 나아가 먹거리에 이르기까지 이토록 구체적이고 명확한 지침을 제공하는 경우는 성경이 거의 유일합니다. 성경은 단순한 신앙 서적에 그치지 않고, 인간의 삶과 도덕적 판단을 깊이 성찰하게 하는 체계적인 지침서로서의 가치를 지닙니다.

특히 성경은 오늘날 더욱 주목해야 할 '땅의 휴경', 곧 안식년에 대해서도 상세히 기록하고 있습니다.

성경 창세기 1장 27절과 2장 7절은 인간이 하나님의 형상을 따라 창조된 특별한 존재임을 강조합니다.

'흙으로 사람을 지으셨다'는 표현은 인간의 육체적 기원을 상징적으로 드러내며, 실제로 인체를 구성하는 주요 원소들이 흙의 구성 성분과 유사하다는 과학적 사실과도 맞닿아 있습니다.

인체는 탄소(C), 수소(H), 산소(O), 질소(N), 칼슘(Ca), 인(P), 철(Fe), 칼륨(K), 나트륨(Na), 마그네슘(Mg) 등 다양한 원소로 이루어져 있으며, 이들 대부분은 토양 속 무기질 성분과 동일합니다.

성경에는 곡식, 과일, 채소 등 흙에서 나는 식물이 인간의 주된 식량으로 등장하였으며, 농사법에 대한 지침도 있습니다. 바로 안식년 규례입니다. 레위기 25장 3~5절에는 이렇게 요약되어 있습니다.

"6년 동안은 밭에 씨를 뿌리고 포도원을 가꾸어 열매를 거두되, 7년째 되는 해에는 땅을 쉬게 하여 하나님께 드리는 안식년으로 삼아야 하며, 그 해에는 밭을 경작하거나 수확하지 말아야 한다."

이 규례는 과거 어느 때보다 지금 이 시대에 더욱 절실한 의미를 지니고 있습니다. 끊임없는 경작으로 지쳐버린 땅이 스스로 회복할 수 있도록 배려한 지혜로운 제도임을 알 수 있습니다.

농토를 일정 기간 쉬게 하여 지력을 회복하도록 한 안식년 규례가 꾸준히 지켜졌더라면, 오늘날처럼 식물 속 미량 영양소가 고갈되는 일은 결코 없었을 것입니다. 그러나 안식년의 개념조차 생소하게 여기는 사람이 대부분이라는 현실은 매우 안타깝습니다.

특히 우리나라는 좁은 국토에 비해 농약과 화학비료 사용량이 세계 최고 수준에 이르러, 토양과 생태계가 점점 병들고 있습니다. 이대로라면 우리의 식량과 환경 모두 심각한 위험에 직면할 수밖에 없습니다.

육식에 관한 성경의 가르침

창세기 9장 3절에서는 노아의 홍수 이후 하나님께서 인간에게 육식을 허락하신 장면이 나옵니다. 이는 급격히 변화한 환경에 따라 인간의 식생활도 달라질 필요가 있었음을 보여 줍니다. 하지만 모든 종류의 고기를 자유롭게 먹을 수 있었던 것은 아닙니다. 하나님께서는 사람이 기르는 소, 양, 염소 같은 가축만을 허락하셨습니다. 주목할 점은 "땅의 모든 짐승과 공중의 모든 새와 땅에 기는 모든 생물에게 내가 모든 푸른 풀을

식물로 주노라" 하신 말씀처럼, 사람뿐 아니라 동물들에게도 식물성 먹거리를 정해 주셨다는 사실입니다.

그런데 오늘날 현실은 어떨까요? 우리가 먹는 가축과 식용 동물들은 이제 자연의 풀이나 곡물 대신 인공사료로 길러지고 있습니다. 설령 성경에서 금지한 동물은 피한다고 해도, 소·양·염소 같은 '허락된 가축'조차 각종 화학물질에 노출되어 있습니다. 신경안정제, 성장촉진제, 항생제, 예방약 등은 그 대표적인 예입니다. 자연의 풀과 곡물 대신 인공사료와 합성 영양제로 길러진 가축은 면역력이 약해 각종 질병에 쉽게 걸리며, 결국 더 많은 약물을 투여할 수밖에 없습니다. 이제 우리는 성경에서 '허락된 동물'조차 안심하고 먹기 어려운 시대에 살고 있습니다. 그렇다고 육식을 완전히 피하기 어려운 현실에서, 최소한 과도한 섭취는 자제해야 할 것입니다.

성경이 허락한 물고기와 금한 물고기

성경 레위기 11장 9~12절과 신명기 14장 9~10절에는 어떤 물고기를 먹을 수 있는지에 대한 기준이 나옵니다. 그중에서도 지느러미와 비늘이 모두 있는 물고기만 식용으로 허락되었다는 점이 눈에 띕니다. 도미, 광어, 농어, 조기, 명태, 대구와 같은 흰살생선은 대체로 깨끗한 물에서 자라며, 근육 내 미오글로빈(myoglobin) 함량이 적어 살이 희고 담백합니다. 또한 지방 함량은 낮고 단백질 비율은 높은 것이 특징입니다.

반대로 장어, 메기, 갈치 같은 어종이나 낙지, 문어, 해삼, 조개, 새우, 게 등은 성경에서 금지된 생물에 해당합니다. 이들은 바다나 강의 바닥에서 생활하며, 비교적 오염된 환경에서 자라는 경우가 많습니다. 예를 들어 메기에는 비늘이 전혀 없고, 장어나 뱀장어는 미세한 비늘이 있긴 하지만 눈으로는 거의 구분하기 어렵습니다.

지느러미와 비늘을 가진 물고기와 그렇지 않은 물고기는 단순히 겉모습이 다른 것이 아니라, 그 물고기가 어떤 환경에서 살고 무엇을 먹는지, 나아가 비린내의 강도까지 짐작할 수 있게 해주는 중요한 특징을 지니고 있습니다.

예를 들어 도미, 광어, 농어, 조기, 명태, 대구 같은 흰살생선은 지느러미와 비늘이 뚜렷하고, 주로 식물성 플랑크톤을 먹으며 자랍니다. 그래서 맛이 깔끔하고 담백하며, 깨끗한 물에서 자라 비린내도 적은 편입니다.

반면 고등어, 꽁치, 전갱이, 갈치처럼 기름기가 많고 작은 물고기나 새우 같은 것을 먹고 자라는 생선은 냄새가 강한 편입니다. 먹이 때문에 생선 몸속에서 비린내 성분이 더 많이 만들어지기 때문입니다.

연어, 가다랑어, 삼치처럼 지방이 많아 살이 붉거나 분홍빛인 생선도 비린내가 비교적 강하고, 퓨린 함량이 높습니다. 특히 연어는 지방이 많고 살이 붉어 등푸른 생선과 비슷한 특성을 가지며, 퓨린 함량도 높은 편입니다. 퓨린은 세포 내 핵산(유전 물질)의 구성 성분으로, 체내에서 대사될 때 요산으로 전환됩니다.

체내 요산이 과도하게 축적되면 관절 통증, 붓기, 발적 등을 동반하는 통풍을 유발할 수 있으며, 신장에는 요산 결석이 생길 수 있습니다. 최근 혈액투석을 받던 환자가 연어를 먹은 뒤 장폐색이 생겨 생명이 위협받는 일이 있었습니다.

또한, 지방 함량이 높은 생선일수록 다이옥신이나 PCB 같은 지용성 독소가 체내에 축적될 위험이 높습니다. 따라서 신장병이나 통풍으로 요산 수치를 관리해야 하는 환자는 이러한 생선을 하루 100g 이하로 제한하거나, 가능하다면 아예 섭취를 피하는 것이 안전합니다.

살펴본 바와 같이, 오늘날 우리는 건강한 사람조차 식생활에 각별한 주의를 기울여야 하는 시대에 살고 있습니다. 신장병을 앓고 있다면 채소, 과일, 육류, 어류 어느 하나도 소홀히 해서는 안 됩니다.

이러한 시대적 상황 속에서도, 앞서 소개한 '영양치료 사례분석'은 영양치료가 얼마나 뚜렷한 성과를 거둘 수 있는지를 분명히 보여줍니다. 분석 과정에는 효과가 나타난 사례와 그렇지 않은 사례가 함께 제시되었는데, 이러한 차이는 지금까지 설명한 식이요법의 실천 여부에 따라 갈렸음을 확인할 수 있습니다.

식이요법을 완벽히 지키는 것은 현실적으로 어렵지만, 무엇이 해로운지 인지하고도 그것을 피하거나 섭취량을 줄이려는 노력 없이 효과를 기대하는 것은 무책임한 기대일 뿐입니다.

루푸스 신염, 사구체신염, IgA 신증, 신증후군, 그리고 고혈압이나 당뇨병으로 인한 신장 질환을 앓고 있는 환자들은 이미 신장의 주요 기능이 상당히 손상된 상태입니다. 이러한 상황에서 식이요법을 소홀히 하면서 고혈압 치료제, 당뇨병 치료제, 지질 강하제, 면역억제제, 스테로이드제 등의 약물을 계속 복용한다면, 과연 신장이 그 부담을 언제까지 견뎌낼 수 있을까요?

식이요법은 고되고 외로운 싸움

식이요법이 얼마나 고되고 외로운 싸움인지, 저만큼 오랜 세월 동안 그 고통을 뼈저리게 느껴온 사람은 많지 않을 것입니다. 어린 시절부터 수많은 만성 증상에 시달려온 저는 병원을 드나드는 일이 일상이었습니다. 그러나 아무리 힘들어도 병원에서 처방받은 약은 제대로 복용할 수 없었습니다. 약의 부작용이 오히려 병 자체의 고통보다 더 심했기 때문입니다. 먹을 수 있는 음식도 매우 한정되어 있었습니다.

인스턴트 식품은 물론, 고등어나 갈치 같은 비늘 없는 생선, 돼지고기, 기름에 튀긴 음식은 조금만 먹어도 속이 쓰리고 소화가 되지 않았습니다. 게다가 온몸에 발진과 뾰루지가 생기고, 가려움증까지 겹쳐 견디기 힘들었습니다. 그래도 음식만 철저히 가려 먹으면 일상은 유지할 수 있었지만, 스물다섯 살에 흉추를 다친 그날 이후로는 하루하루가 전쟁 같았습니다.

제대로 숨 쉬고, 걷고, 잠들 수 있는 날은 달력 위에서 손에 꼽을 만큼 드물었습니다. 그마저도 언제 다시 고통이 덮칠지 몰라 마음을 놓을 수 없었습니다.

책의 서두에서는 경추와 흉추의 연관성을 언급했지만, 제 경우 흉추가 한쪽으로 틀어진 채 강직되면서 척추 전체의 균형이 무너졌습니다. 그 결과 경추 추간판 탈출증(목디스크)뿐 아니라 척추 측만증, 후만증, 요추 추간판 탈출증(허리디스크)까지 복합적으로 나타났습니다. 이 과정에서 척추 전반의 신경과 혈관이 압박을 받게 되었고, 그 영향은 단순히 척추에 그치지 않고 전신 기능으로까지 이어졌습니다.

특히 소화와 배설 기능이 크게 저하되었으며, 가장 힘들었던 것은 점막과 피부가 심하게 건조해지고 근육이 점점 빠져나가는 것이었습니다. 여기에 선천적으로 있던 부정맥까지 악화되었고, 면역력이 떨어지면서 감기는 늘 달고 살아야 했습니다. 두통이 시작되면 누워 있지도, 앉아 있지도 못한 채 온몸이 진땀으로 젖을 때가 되어서야 겨우 가라앉곤 했습니다. 그중에서도 가장 위중한 문제는 저체온증이었습니다. 이러한 증상들은 끊임없이 저를 압박하며, 일상조차 제대로 이어가기 어렵게 만들었습니다.

저에게 식이요법은 하루하루를 버텨내게 해주는, 실낱같은 생명의 끈이었습니다. 채소와 과일, 육류와 생선 중에서도 소화가 잘 되고 몸을 따뜻하게 해주는 것만 먹을 수 있었고, 그렇지 않은 것들은 아예 입에도 대지 못했습니다.

채소와 몇 가지 과일은 주로 아내가 가꾼 텃밭에서 직접 수확해 먹었습니다. 소박한 자연의 선물은 매일의 삶을 지탱해 주는 큰 힘이 되었습니다. 제초제나 농약을 전혀 사용하지 않아 수확량은 적지만, 그 덕분에 땅과 씨앗이 주는 생명력을 몸소 느낄 수 있었습니다.

육류는 소고기, 양고기, 염소고기만 섭취할 수 있었으며, 한 끼에 60g 정도가 최대량이었습니다. 오리고기는 약 80g까지는 먹을 수 있었지만,

그 이상 섭취하면 소화가 어렵고 피부에 가려움증이 생겨 그 양이 한계였습니다. 생선은 조기, 도미, 숭어, 우럭, 대구, 명태, 가자미 등 흰살 생선을 위주로 한 끼에 100~150g 정도 먹을 수 있었습니다.

이처럼 많은 제약 속에서도 40년 넘게 연구와 임상 경험을 통해 쌓아온 영양치료 지식을 바탕으로, 지금 72세가 된 지금까지도 환자 상담과 집필 활동을 이어갈 만큼 건강을 잘 유지하고 있습니다. 하지만 가장 마음 아팠던 일은 피해야 할 음식이 너무 많다 보니, 소중한 사람들과의 교제가 하나둘 끊어졌다는 점입니다.

함께하는 식사 자리에서 음식을 즐기지 못하는 외로움은 시간이 흐를수록 사회적 관계마저 멀어지게 했고, 그 상처는 육체적 고통 못지않게 깊게 남았습니다. 그러나 그 길고 긴 외로움과 고통의 시간을 묵묵히 견디며 끝없이 맞서 싸운 끝에, 여러 권의 책을 세상에 내놓을 수 있었고, 이 책 역시 그 소중한 결실 중 하나입니다.

만성 신장병 환자의 식이요법은 결코 쉬운 일이 아니지만, 저처럼 지나치게 까다롭고 엄격하게 지킬 필요는 없습니다. 가끔은 사람들과 어울리며 즐거운 시간을 보내되, 음식은 반드시 천천히, 충분히 씹어 드셔야 합니다. 또한 칼륨이 풍부한 채소와 과일, 콩류, 견과류, 해조류, 그리고 육류와 생선 같은 동물성 단백질은 반드시 섭취량을 조절하여 적정량만 드셔야 합니다.

[사례 8] 조수형 씨의 사례에서 알 수 있듯이, 조 씨는 신장 기능이 거의 남지 않은 상황에서도 영양치료를 통해 건강한 컨디션을 유지할 수

있었습니다.

하지만 갑작스럽게 혈액투석을 시작하게 된 계기는 다름 아닌 돼지고기 삼겹살이었습니다. 소량을 가끔 먹는 정도는 견딜 수 있었지만, 예전처럼 많이 먹자 이미 상당 부분 섬유화가 진행된 신장은 그 부담을 감당할 수 없었던 것입니다.

육류가 소화되면 요소, 암모니아, 크레아틴, 크레아티닌, 요산, 황화합물, 암모니아 유도체 등 온갖 질소 화합물과, 콜레스테롤·케톤체 같은 지방 대사 부산물이 몸속에 쌓입니다. 이 노폐물들은 주로 신장, 간, 폐, 장을 통해 배출되지만, 특히 혈액을 걸러내는 주 역할을 하는 신장은 가장 큰 부담을 떠안게 됩니다.

신장은 두 개지만, 하나만으로도 생명을 유지할 수 있을 만큼 놀라운 여유 기능을 지닌 장기입니다. 심각하게 손상되더라도 간을 비롯한 다른 장기들, 심지어 손톱과 발톱까지 일부 기능을 보완하며 신체를 지탱합니다. 실제로 수은(Hg)과 같은 맹독성 물질이 손톱과 발톱에서 검출되는 사례는 이러한 보완 작용을 잘 보여줍니다. 그럼에도 불구하고 말기 신부전 진단을 받았다면, 신장은 이미 노폐물을 스스로 처리할 능력을 거의 상실한 상태에 이른 것입니다.

다시 강조하지만, 신장병 환자에게 동물성 단백질은 건강 유지를 위해 반드시 필요합니다. 초기 단계든 말기든, 투석을 받든 신장 이식을 받았든 모두 마찬가지입니다. 다만, 섭취하는 단백질의 종류와 양은 앞서 제시한 지침을 반드시 엄격히 지켜야 합니다.

식이요법과 사회적 관계의 단절

제가 집필한 모든 신장 관련 서적에서는, 소변에 혈액, 단백뇨, 또는 지속적인 거품뇨가 나타날 경우 반드시 그 시점을 놓치지 말아야 한다는 점을 강조하고 있습니다. 신장은 기능이 절반 이상 손상되어도 일반 검사에서 쉽게 드러나지 않기 때문에, 이러한 신호를 보내는 내 몸에 오히려 감사하며, 그 덕분에 미리 관리할 기회를 얻었다고 받아들여야 합니다.

누차 말씀드렸듯, 신장병은 한 번 발병하면 평생에 걸쳐 관리가 필요한 질환입니다. 특히 식이요법은 단순히 식단을 바꾸는 차원을 넘어 생활 전반을 새롭게 조정해야 하기에, 그 과정에서 겪는 어려움을 기꺼이 받아들일 때 비로소 실천할 수 있습니다.

앞서 살펴본 바와 같이, 식이요법을 지속적으로 지키기 위해서는 평소 관계를 이어오던 사람들과의 교제를 끊지 않고서는 어렵습니다. 함께 음식을 나누던 관계가 소원해지는 일을 가볍게 여길 수도 있지만, 인간은 본래 사회적 존재입니다. 음식과 함께 나누는 대화, 웃음, 그리고 정서적 교류는 단순한 즐거움을 넘어 삶의 유대감을 형성하고 정신적 건강을 지켜주는 중요한 요소입니다.

다시 한번 강조합니다. 소변에서 혈액, 단백뇨, 또는 거품뇨가 지속적으로 나타난다면, 신장 기능 검사 결과가 정상이라 하더라도 즉시 관리에 들어가야 합니다. 특히 고혈압이나 당뇨병을 5년 이상 앓고 계신 분이라면 더는 미뤄서는 안 됩니다. 지금은 아직 엄격한 식이요법이 필요하지 않은 단계이기에, 그만큼 더 소중한 기회입니다.

이 시기를 놓쳐 신장병 진단을 받았더라도, 칼륨 수치가 높지 않아 채소와 잡곡밥을 먹을 수 있다면, 일주일에 한두 번쯤은 외식이 가능합니다. 이 시기 마저 놓치면, 소중한 사람들과의 관계는 더 이상 이어가기 어렵습니다. 함께 식탁에 둘러앉아 나누던 대화와 웃음, 마음을 나누던 따스한 순간들이 사라진 일상은, 생각보다 깊은 외로움을 남깁니다. 그 외로움이 얼마나 조용히, 그러나 무섭게 삶을 잠식해 들어오는지 저는 누구보다 잘 알고 있습니다.

휴대용 투석기와 체내 삽입형 인공신장

전 세계적으로, 환자들이 일상생활을 유지하면서 투석 치료를 받을 수 있는 시대가 점점 가까워지고 있습니다. 휴대용 투석기와 체내 삽입형 인공신장 개발이 활발히 진행되고 있기 때문입니다.

기존 투석기는 소형 냉장고 크기로 휴대가 어려웠지만, 최근 기술 발전으로 점점 작아지고 효율도 높아지고 있습니다. 일본 야마나시대학교와 고베대 공동 연구팀은 손가방 크기의 휴대용 투석기를 개발해 기존 장치 크기의 1/8에 무게는 4kg 이하로 줄였습니다. 이를 통해 환자들은 병원을 찾지 않고도 가정에서 직접 투석 치료를 받을 수 있는 길이 열렸지만, 2025년 9월 현재 공식 출시 소식은 없으며 상용화까지는 시간이 더 필요할 것으로 보입니다.

체내 삽입형 인공신장 연구도 오랜 기간 이어져 왔습니다. 실제 신장과 유사한 소형·정밀 구조를 구현하는 것은 큰 기술적 난제로 꼽혔지만, 미국 캘리포니아대 샌프란시스코 캠퍼스(UCSF) 연구진은 이를 극복하고 인체에 삽입할 수 있는 소형 인공신장 프로토타입 개발에 성공했습니다.

2023년 기준, 이 인공신장은 소규모 프로토타입 단계로 양과 돼지를 대상으로 한 동물 실험에서 정상 작동이 확인되었습니다. 기술 개발 속도를 고려할 때 임상시험 준비에는 약 4~5년이 필요할 것으로 보이며, 이에 따라 2027~2028년경 임상시험이 시작되고, 2030년 전후 상용화가 가능할 것으로 전망됩니다.

신장은 체중의 0.4%에 불과하지만, 하루 약 180리터의 혈액을 걸러내는 중요한 장기입니다. 그러나 모든 걸러낸 물질을 그대로 소변으로 배출하면 필수 영양소까지 손실되기 때문에, 인체는 대부분의 수분과 유익한 물질을 다시 재흡수하여 하루 소변량을 1~2리터 수준으로 유지하는 정교한 시스템을 갖추고 있습니다.

현재까지의 인공 시스템으로는 인간의 세뇨관 세포만큼 정밀하게 수분과 물질을 재흡수하기 어려웠습니다. 이를 극복하기 위해 연구팀은 세뇨관 세포를 배양해 인공신장에 삽입하는 방식을 개발했습니다.

비록 체내 삽입형 인공신장이 신장의 모든 기능을 완전히 대체하기는 어렵지만, 기술이 발전하면 신장이식의 새로운 패러다임이 될 수 있습니다. 평생 면역억제제를 복용할 필요도, 새 신장을 기다릴 필요도 없다면, 신장이식을 기다리는 환자들에게 이보다 더 희소식은 없을 것입니다.

하지만 아직 갈 길이 멀기 때문에, 영양치료의 중요성을 미처 알지 못한 채 만성 신부전 진단을 받았다면, 지금부터는 남아 있는 신장 기능을 최대한 보호하고 지켜나가는 것이 무엇보다 중요합니다. 이미 투석 치료를 받고 있거나 신장 이식을 받은 상태라면, 합병증을 예방하는 데 집중해야 합니다.

일진내츄럴 종합 제품 안내 1

NO.1
키토라인골드

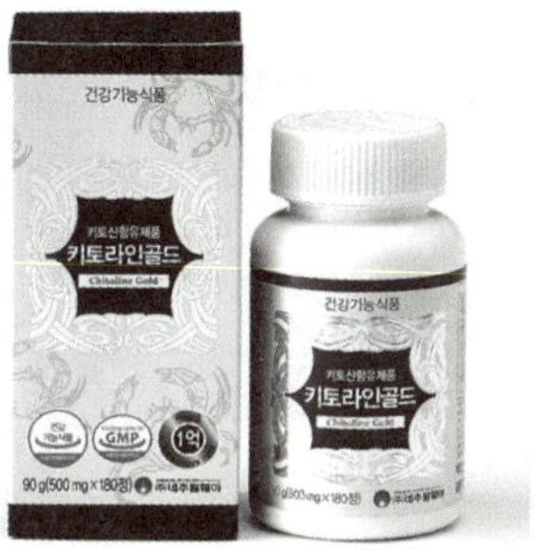

주요배합성분

키토산(수용성60%,불용성40%), 프로폴
리스, 개다래추출분말

내용량 400mg×360정=144g

NO.2
채움후

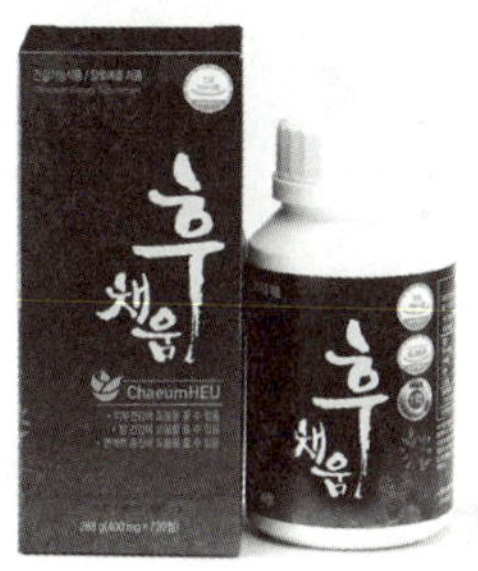

주요배합성분

알로에베라200:1농축분말, 개다래나무열매
참다래농축분말, 초유분말

내용량 400mg×720정=288g

NO.3
채움라이프

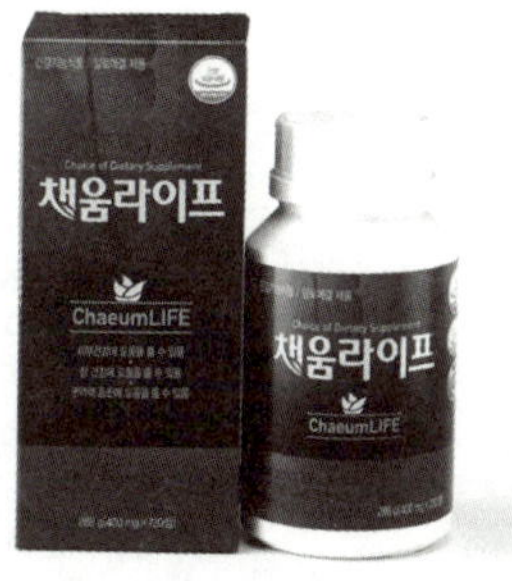

주요배합성분

알로에베라200:1농축분말, 글루코사민분말
마추출물분말, 유백피 분말

내용량 400mg×720정=288g

NO.4
스피센스골드

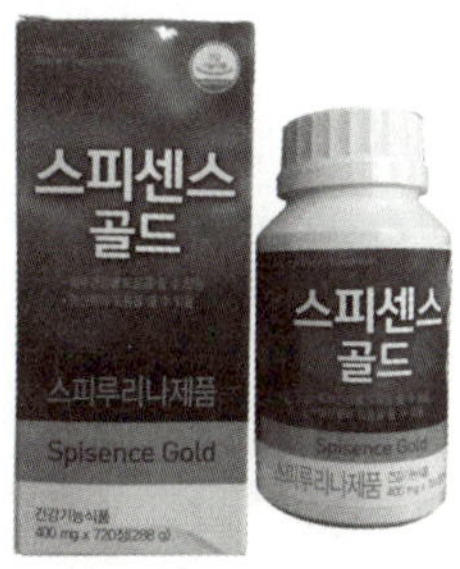

주요배합성분

스피루리나원말, 병풀추출물 분말
삼백초추출물분말

내용량 400mg×720정=288g

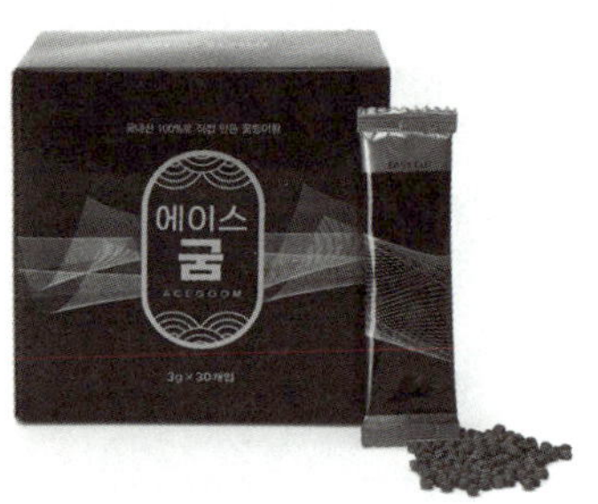

NO.5
에이스굼

주요배합성분

식용곤충 굼벵이 60%

맥아, 참당귀, 헛개나무, 오미자, 진피, 복분자, 구기자 40%

내용량 3g×30포=90g

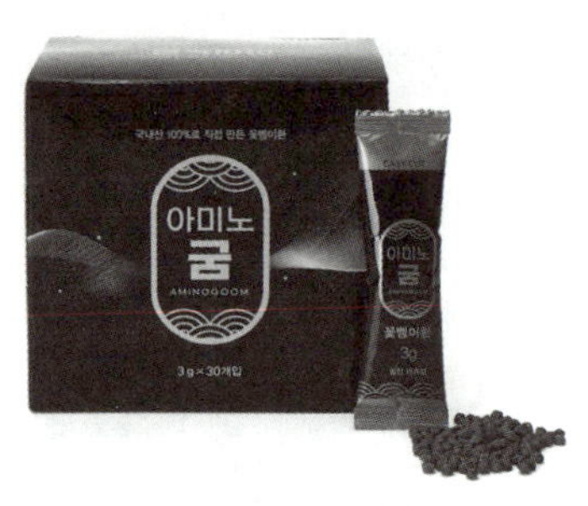

NO.6
아미노굼

주요배합성분

식용곤충 굼벵이 80%

청국장분말20%

내용량 3g×30포=90g

일진내츄럴 종합 제품 안내 2

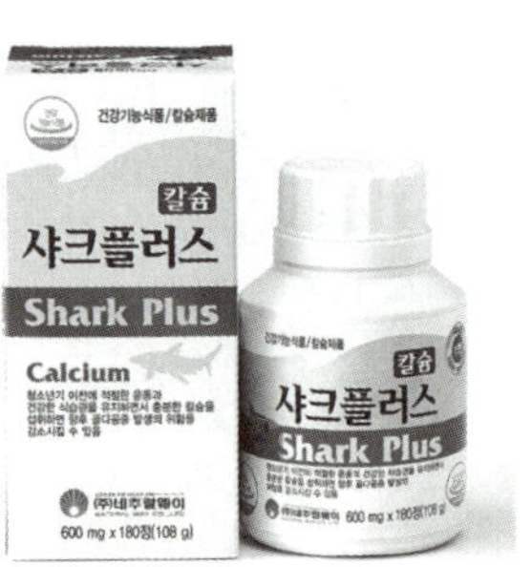

NO.7
샤크플러스

주요배합성분

상어연골, 달팽이추출분말, 우슬초추출분말,

내용량 600mg×180정=108g

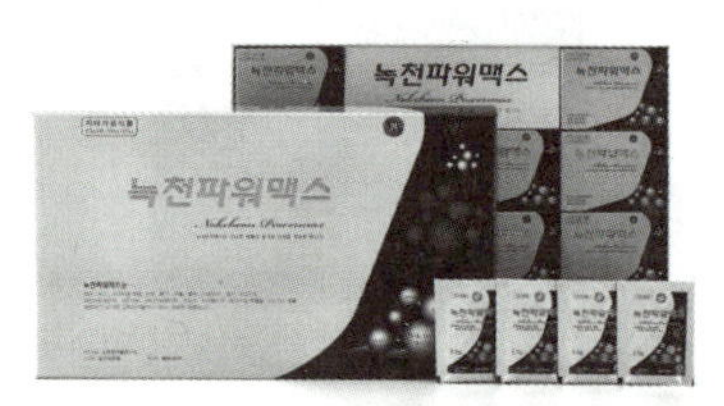

NO.8
녹천파워맥스

주요배합성분

천마, 녹각, 상어연골, 콜라겐

내용량 3.5g×90포=315g

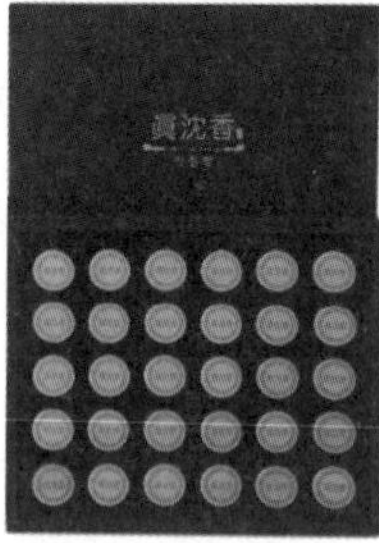

NO.9

진침향

주요배합성분
침향, 녹용, 홍삼, 참당귀뿌리, 산수유열매
내용량 4g×30환=120g

일진내츄럴에서 개발·보급하는 제품들은 여러 업체를 통해 생산됩니다. 20년 이상의 경험과 제조 노하우를 갖춘 업체라도, 분말·과립·환·정제·캡슐·액상 등 제품 형태에 따라 기술력에는 차이가 있기 때문입니다. 현재 일진내츄럴의 제품은 ㈜네추럴웨이, ㈜경성제약, ㈜엠에스바이오텍 등 GMP 기준을 준수하는 국내 업체에서 생산되며, 일부 품목은 일본, 미국, 캐나다, 뉴질랜드 등에서 수입하여 공급되고 있습니다.

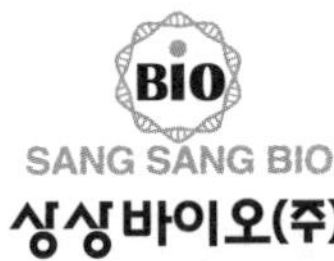
BiO
SANG SANG BIO
상상바이오(주)

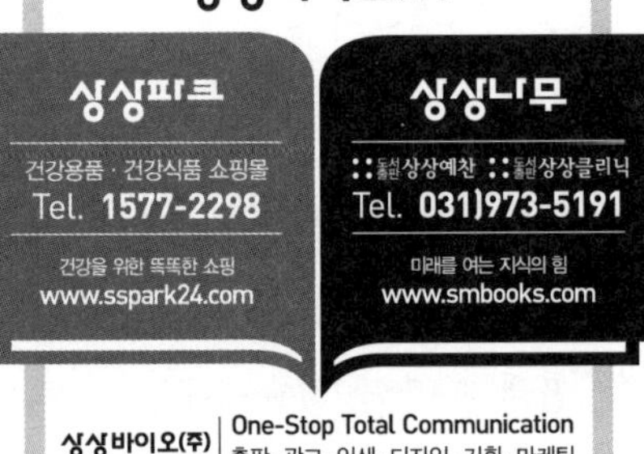
상상파크
건강용품 · 건강식품 쇼핑몰
Tel. 1577-2298
건강을 위한 똑똑한 쇼핑
www.sspark24.com
상상나무
돌선 상상예찬 돌선 상상클리닉
Tel. 031)973-5191
미래를 여는 지식의 힘
www.smbooks.com
상상바이오(주) One-Stop Total Communication
출판 · 광고 · 인쇄 · 디자인 · 기획 · 마케팅